中国医学临床百家

顾晋 / 著

结直肠癌

顾晋 2024 观点

科学技术文献出版社

SCIENTIFIC AND TECHNICAL DOCUMENTATION PRESS

·北京·

图书在版编目（CIP）数据

结直肠癌顾晋2024观点 / 顾晋著. —北京：科学技术文献出版社，2024.3
ISBN 978-7-5235-0443-7

Ⅰ.①结⋯ Ⅱ.①顾⋯ Ⅲ.①结肠癌—诊断 ②直肠癌—诊断 Ⅳ.① R735.304

中国国家版本馆 CIP 数据核字（2023）第 120566 号

结直肠癌顾晋2024观点

策划编辑：帅莎莎　　责任编辑：帅莎莎　　责任校对：张　微　　责任出版：张志平

出　版　者	科学技术文献出版社	
地　　　址	北京市复兴路15号　　邮编　100038	
编　务　部	（010）58882938，58882087（传真）	
发　行　部	（010）58882868，58882870（传真）	
邮　购　部	（010）58882873	
官　方　网　址	www.stdp.com.cn	
发　行　者	科学技术文献出版社发行　全国各地新华书店经销	
印　刷　者	北京虎彩文化传播有限公司	
版　　　次	2024 年 3 月第 1 版　2024 年 3 月第 1 次印刷	
开　　　本	710×1000　1/16	
字　　　数	94千	
印　　　张	10.75	
书　　　号	ISBN 978-7-5235-0443-7	
定　　　价	128.00元	

序
Preface

韩启德

欧洲文艺复兴后，以维萨利发表《人体构造》为标志，现代医学不断发展，特别是从 19 世纪末开始，随着科学技术成果大量应用于医学，现代医学发展日新月异，发生了根本性的变化。

在过去的一个世纪里，我国现代化进程加快，现代医学也急起直追。但由于启程晚，经济社会发展落后，在相当长的时期里，我国的现代医学远远落后于发达国家。记得 20 世纪 50 年代，我虽然生活在上海这个最发达的城市里，但是母亲做子宫切除术还要到全市最高级的医院才能完成；我患猩红热继发严重风湿性心包炎，只在最严重昏迷时用过

中国医学临床百家

一点青霉素。20世纪60—70年代，我从上海第一医学院毕业后到陕西农村基层工作，在很多时候还只能靠"一根针，一把草"治病。但是改革开放仅仅30多年，我国现代医学的发展水平已经接近发达国家。可以说，世界上所有先进的诊疗方法，中国的医生都能做，有的还做得更好。更为可喜的是，近年来我国医学界开始取得越来越多的原创性成果，在某些点上已经处于世界领先地位。中国医生已经不再盲从发达国家的疾病诊疗指南，而能根据我们自己的经验和发现，根据我国自己的实际情况制定临床标准和规范。我们越来越有自己的东西了。

要把我们"自己的东西"扩展开来，要获得越来越多"自己的东西"，就必须加强学术交流。我们一直非常重视与国外的学术交流，第一时间掌握国外学术动向，越来越多地参与国际学术会议，有了"自己的东西"也总是要在国外著名刊物去发表。但与此同时，我们更需要重视国内的学术交流，第一时间把自己的创新成果和可贵的经验传播给国内同行，不仅为加强学术互动，促进学术发展，更为学术成果的推广和应用，推动我国医学事业发展。

我国医学发展很不平衡，经济发达地区与落后地区之间差别巨大，先进医疗技术往往只有在大城市、大医院才能开展。在这种情况下，更需要采取有效方式，把现代医学的最新进展及我国自己的研究成果和先进经验广泛传播开去。

基于以上考虑，科学技术文献出版社精心策划出版《中国医学临床百家》丛书。每本书涵盖一种或一类疾病，由该疾病领域领军专家撰写，重点介绍学术发展历史和最新研究进展，并提供具体临床实践指导。临床疾病上千种，丛书拟以每年百种以上规模持续出版，高时效性地整体展示我国临床研究和实践的最高水平，不能不说是一个重大和艰难的任务。

我浏览了丛书中已经完稿的几本书，感觉都写得很好，既全面阐述了有关疾病的基本知识及其来龙去脉，又介绍了疾病的最新进展，包括笔者本人及其团队的创新性观点和临床经验，学风严谨，内容深入浅出。相信每一本都保持这样质量的书定会受到医学界的欢迎，成为我国又一项成功的优秀出版工程。

《中国医学临床百家》丛书出版工程的启动，是我国现代医学百年进步的标志，也必将对我国临床医学发展起到积极的推动作用。衷心希望《中国医学临床百家》丛书的出版取得圆满成功！

　　是为序。

2016 年作于北京

作者简介
Author introduction

　　顾晋，北京大学首钢医院院长，北京大学肿瘤医院主任医师，教授，博士研究生导师。曾担任中华医学会肿瘤学分会主任委员、中国抗癌协会大肠癌专业委员会主任委员等职务。

　　多年来始终坚持在消化道肿瘤临床的一线工作，对消化道肿瘤的诊断治疗，特别是结直肠癌的诊疗工作有着丰富的临床经验。注重将国际消化道肿瘤的最新理念和技术引入国内临床实践，并结合中国人的特点，总结出适合中国国情的结直肠癌诊疗技术，在直肠癌的术前放化疗、结肠癌的综合治疗、直肠癌的外科手术等方面具有很深的学术造诣。作为学科带头人，获得国家"863"项目、北京大学"985"项目、国家自然科学基金项目、北京市科委和国资委等重大项目的支持和资助；在国际知名杂志发表论文（SCI）70余篇；担任《中华外科杂志》《中华普通外科杂志》《中华消化外科杂志》《中国实用外科杂志》《临床外科杂志》，以及《世界胃肠病学杂志》《柳叶刀中文版》《英国医学杂志中文版》《结直肠疾病杂志中文版》等多个杂志编委，并担任《中华胃肠外科杂志》副主编，NCCN 指南结直肠癌中国版专家组成员。

前 言
Foreword

　　结直肠癌是常见的消化道恶性肿瘤，据统计 2020 年全球约有 190 万新发病例，占所有恶性肿瘤发病率的 1/10。我国结直肠癌发病率逐年上升，2022 年约有 60 万例新发病例和 30 万死亡病例，发病和死亡人数均居世界之首，在所有恶性肿瘤中发病率和死亡率中，结直肠癌分别居第 2 位和第 5 位。这些年来，随着医学技术的发展，对结直肠癌的诊治取得了长足的进步。特别是微创外科、精准放疗等技术的发展，使得早期结直肠癌预后得到大幅改善，5 年生存率达到 90% 以上；另外，随着基因测序技术、新型分子靶向药物、免疫治疗药物的出现，为晚期结直肠癌的精准诊断和个体化治疗提供广阔的治疗空间，使许多过去认为无药可治的晚期转移性结直肠癌生存期得到了显著的延长。近年来，美国的结直肠癌发病率逐年递减，总体 5 年生存率高于我国，这主要取决于其开展早期筛查、规范治疗及新药的研发。

　　由于我国人口众多，社会经济发展的不平衡，不同地区、不同医疗机构的肿瘤诊疗水平参差不齐，医师对结直肠癌诊治的认知程度也有较大差异。继国家卫生健康委员会牵头制订的《国家卫生健康委员会中国结直肠癌诊疗规范（2023版）》更新以来，在全国各地尤其是中西部地区进行大力宣讲和推广，对我国结直肠癌诊治水平的整体提高起到了重要推动作用。我们应该看到，结直肠癌诊疗领域前沿进展日新月异，国内外的高水平临床和基础研究层出不穷，国际和国内权威指南都在定期进行更新。作为专科医师，只有在规范治疗的基础上，不断追踪前沿进展，才能更全面地提高诊疗水平。为此，本团队对本领域的最新进展梳理成册，旨在提高认知，更好地为结直肠癌患者提供高质量的服务。

目 录
Contents

结直肠癌概论

1. 我国结直肠癌发病率近年呈上升趋势

癌症是目前中国的第一大死亡原因（与之对比，在美国是第二大死亡原因），研究显示，2018 年中国有 430 万新发癌症病例和 290 万新发癌症死亡病例。与美国和英国相比，中国的癌症发病率较低，但癌症死亡率比英国和美国高 30% 和 40%，其中 36.4% 的癌症相关死亡来自消化道癌症，如胃癌、肝癌、结直肠癌（colorectal cancer，CRC）和食管癌，预后相对较差。相比之下，消化道癌死亡人数仅占美国或英国癌症总死亡人数的 5% 以下。中国癌症死亡率较高的其他原因可能是早期癌症诊断率低，以及不同地区实施的临床癌症治疗策略不统一（图 1、图 2）。

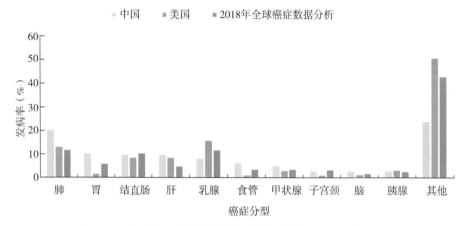

图1 2018年全球癌症数据分析中中国与美国主要癌症类型占比

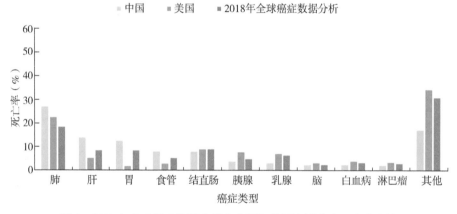

图2 2018年全球癌症数据分析中中国与美国主要癌症死亡率占比

引自：CAO M，LI H，SUN D，et al. Cancer burden of major cancers in China：a need for sustainable actions. Cancer Communications，2020，40（5）：205-210.

当然，中国正处于癌症转型阶段，癌症谱系正在从发展中国家向发达国家转变，除了感染相关癌症和消化道癌高发外，前列腺癌、女性乳腺癌的癌症负担迅速增加。Chen 等分析了中国国家癌症中心 2015 年和 2020 年常见癌症类型的新发病例和死亡病例分布。肺癌仍然是最常见的癌症，其次是结直肠癌和胃癌，2020 年中国约有 82 万新病例。据估计，乳腺癌取代肝癌，成为第 4 大最常见的癌症诊断，新病例数从 2015 年的 30 万增加到 2020 年的 42 万。肝癌和食管癌分别排在第 5 和第 6 位，估计分别有 41 万和 32 万新增病例。在中国的癌症死亡原因中，肺癌是主要的死亡原因，2020 年有 72 万人死亡。根据死亡人数，前 5 位最常见的癌症是肺癌、肝癌、胃癌、食管癌和结直肠癌，占所有癌症相关死亡人数的近 70%。2015—2020 年，中国主要癌症类型的死亡率分布变化不大（图 3）。

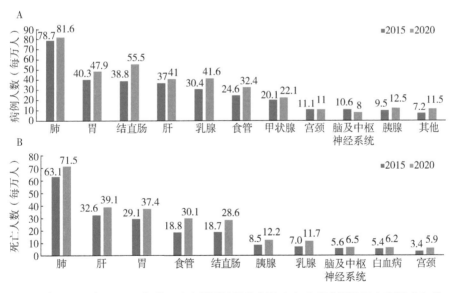

图 3 中国 2015 年和 2020 年常见癌症类型的新发病例（A）和癌症相关死亡病例（B）的估计数量

引自：CAO W，CHEN H D，YU Y W，et al. Changing profiles of cancer burden worldwide and in China：a secondary analysis of the global cancer statistics 2020. Chinese Medical Journal，2021，134（7）：783-791.

依据 GLOBOCAN 2020 的肿瘤粗发病率，估计 2022 年我国结直肠癌发病病例数约为 592 232 例，居于胃癌（509 421 例）和肺癌（870 982 例）之间，成为继肺癌之后中国发病率第 2 位的癌。就死亡病例数量而言，结直肠癌居于肺癌、胃癌、肝癌、食管癌之后，位居第 5。就全球而言，结直肠癌新增发病人数排行下降 1 位，新增死亡人数排名较前持平（图 4）。

这与 2022 年美国的发病与死亡数据形成了鲜明的对比，其中美国发病率最高的癌分别为乳腺癌、肺癌、前列腺癌、结直肠癌和皮肤黑色素瘤，而美国死亡率最高的癌分别为肺癌、结直肠癌、乳腺癌、胰腺癌和前列腺癌（图 5）。

2. 结直肠癌日趋年轻化

近年来，随着人民生活水平的提高及高脂肪、高蛋白、高热量等西方化饮食习惯的改变，直肠癌发病率和病死率在我国呈现逐年升高的趋势。而且，我国直肠癌的发生率高于结肠癌，并具有低位直肠癌所占比重较大、青年人发病人数多等特点，具体表现为：①直肠癌发病比例高于结肠癌，为（1.5 ~ 2.5）∶1。②低位直肠癌在直肠癌中所占比例较高，约为 70%，大多数可以通过直肠指诊触及。③青年人（年龄＜ 30 岁）发病比例较高，约占 15%。

2017 年 2 月发表在 *JNCI* 上的一篇文章指出，自 20 世纪 80 年代中期以来，20 ~ 39 岁的成年人，结肠癌发病率每年上升 1.0% ~ 2.4%，20 世纪 90 年代中期以来，40 ~ 54 岁的成年人发病率上升 0.5% ~ 1.3%，直肠癌的发病率越来越高，增长速度

A

2018	2020	估计新增病例数的变化
肺	乳腺	172 570
乳腺	肺	122 895
前列腺	前列腺	138 153
结肠	皮肤非黑色素瘤	156 017
皮肤非黑色素瘤	结肠	51 914
胃	胃	55 402
肝	肝	64 597
直肠	直肠	27 834
食管	宫颈	34 280
宫颈	食管	32 066
甲状腺	甲状腺	18 969
膀胱	膀胱	23 885
非霍奇金淋巴瘤	非霍奇金淋巴瘤	34 762
胰腺	胰腺	36 855

B

2018	2020	估计新增病例数的变化
肺	肺	35 137
胃	肝	48 549
肝	胃	-13 892
乳腺	乳腺	58 317
结肠	结肠	25 589
食管	食管	35 491
胰腺	胰腺	33 761
前列腺	前列腺	16 315
宫颈	宫颈	30 466
直肠	直肠	28 628
白血病	白血病	2 588
非霍奇金淋巴瘤	非霍奇金淋巴瘤	11 069
脑及中枢神经系统	脑及中枢神经系统	10 292
膀胱	膀胱	12 614

图 4　根据 2018—2020 年全球新病例和死亡估计，对最常见癌症类型（A）和癌症相关死亡主要原因（B）的变化进行排名，蓝色表示无变化，红色表示等级提升，绿色表示等级降低

引自：CAO W，CHEN H D，YU Y W，et al.Changing profiles of cancer burden worldwide and in China：a secondary analysis of the global cancer statistics 2020. Chinese Medical Journal, 2021, 134（7）：783-791.

估计新发病例

男性　女性

男性				女性		
前列腺	268 490	27%		乳腺	287 850	31%
肺、气管	117 910	12%		肺、气管	118 830	13%
结肠、直肠	80 690	8%		结肠、直肠	70 340	8%
膀胱	61 700	6%		膀胱	65 950	7%
皮肤黑色素瘤	57 180	6%		皮肤黑色素瘤	42 600	5%
肾及肾盂	50 290	5%		非霍奇金淋巴瘤	36 350	4%
非霍奇金淋巴瘤	44 120	4%		甲状腺	31 940	3%
口腔、咽喉	38 700	4%		胰腺	29 240	3%
白血病	35 810	4%		肾及肾盂	28 710	3%
胰腺	32 970	3%		白血病	24 840	3%
所有部位	983 160	100%		所有部位	934 870	100%

估计死亡病例

男性　女性

男性				女性		
肺、气管	68 490	21%		肺、气管	61 360	21%
前列腺	34 510	11%		乳腺	43 250	15%
结肠、直肠	28 400	9%		结肠、直肠	24 180	8%
胰腺	25 970	8%		胰腺	23 860	8%
肝及肝内胆管	20 420	6%		卵巢	12 840	4%
白血病	14 020	4%		子宫	12 550	4%
食管	13 250	4%		肝及肝内胆管	10 100	4%
膀胱	12 120	4%		白血病	9 980	3%
非霍奇金淋巴瘤	11 700	4%		非霍奇金淋巴瘤	8 550	3%
脑及其他中枢神经系统	10 710	3%		脑及其他中枢神经系统	7 570	3%
所有部位	322 090	100%		所有部位	287 270	100%

图 5　2022 年美国按性别估计的新发癌症病例和死亡病例的十大主要癌症类型，估计值四舍五入到十位，不包括基底细胞癌和鳞状细胞皮肤癌及除膀胱以外的原位癌（排名基于建模预测，可能与最新观测数据不同）

引自：SIEGEL R L，MILLER K D，FUCHS H E，et al. Cancer statistics，2022. CA CANCER J CLIN，2022，72（1）：7-33.

越来越快。研究显示，1990 年以后出生的人患结肠癌的风险是 1950 年后出生的人的 2 倍多，并且患早期直肠癌的风险增加了 4 倍。自 1974 年以来，55 岁以下的直肠癌确诊数翻了一番，从 14.6% 增加到 29.2%，其中儿童和 20～30 岁年轻人结直肠癌发病率明显增高。2020 年的文献显示，美国结直肠癌发病率随年龄增长而变化，50 岁以前，年龄每增加 5 岁，发病率增加约 1 倍；55 岁以上人群的发病率较 50 岁增加约 30%（图 6）。

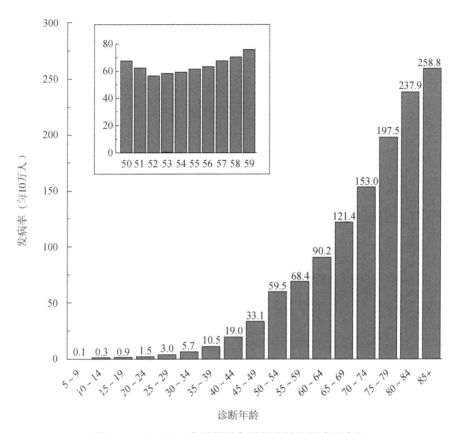

图 6　2012—2016 年美国按年龄划分的大肠癌发病率

引自：SIEGEL R L，MILLER K D，GODING S A，et al. Colorectal cancer statistics，2020. CA：A Cancer Journal for Clinicians，2020，70（3）：145-164.

　　然而，相较于老年人自然发病率的自然增加趋势，欧美等国家研究发现，与早期筛查及早期干预相关，美国老年人结直肠癌发病率不升反降，而与之形成鲜明对比的是年轻人的发病率和比例呈现升高的趋势，这也导致美国结直肠癌平均发病年龄从72 岁降低到了 66 岁。在未来 10 年内，估计可能 25% 的直肠癌和 10%～12% 的结肠癌患者属于发病年龄早于 50 岁的早发性结直肠癌。

从年龄分布看，我国结直肠癌发病率在 35 岁之前处于较低水平，35 岁之后快速增长，到 80～84 岁达到高峰，为 174.70/10 万。死亡率在 40 岁之前处于较低水平，40 岁之后快速增长，到 85 岁以上达到高峰，为 163.28/10 万。男性和女性发病率和死亡率的变化趋势基本相同。2013 年中国结直肠癌死亡发病比为 0.48，表明发病与死亡高峰有 5 年间隔，患者的生存预后较好。国家癌症中心于 2014 年发布了我国以人群为基础的 2003—2005 年的恶性肿瘤生存数据，结果显示，我国年龄标准化后的恶性肿瘤 5 年相对生存率为 30.9%，其中结直肠癌患者的 5 年相对生存率为 47.2%，仍远低于发达国家水平（图 7、图 8）。

作为全球结直肠癌每年新发病例最多的国家，结直肠癌的发病率与死亡率的年轻化趋势敦促我们必须加以重视并积极地开展肿瘤防治对策，这对于国家、社会及家庭均具有重要的意义。

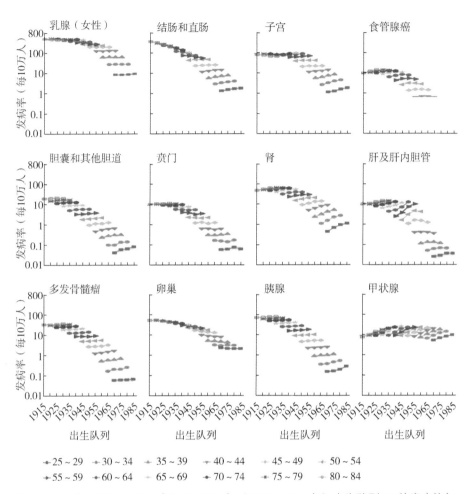

图 7 1915 年（1910—1919 年）至 1985 年（1980—1989 年）出生队列 12 种癌症的年龄特异性发病率（统计时间为 1995—2014 年）

引自：SUNG H，SIEGEL R L，ROSENBERG P S，et al. Emerging cancer trends among young adults in the USA：analysis of a population-based cancer registry. Lancet Public Health, 2019, 4 (3)：e137-e147.

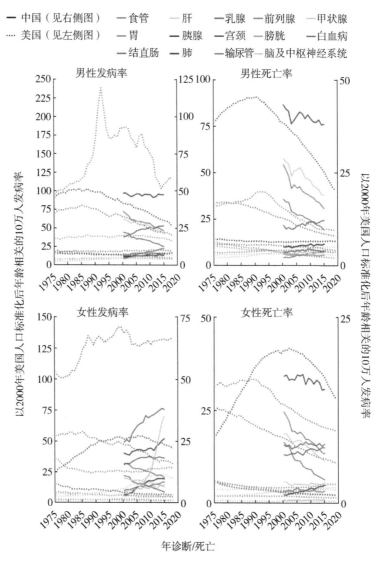

图 8 中国与美国主要癌症的发病及死亡率趋势

引自：XIA C, DONG X, LI H, et al. Cancer statistics in China and United States, 2022：profiles, trends, and determinants. Chinese Medical Journal, 2022, 135（5）：584-590.

3. 早发性结直肠癌发病率有增高趋势

早发性结直肠癌在文献上多指发病年龄低于 50 岁的结直肠癌。从前文已经可以看出，近年来，50 岁以下的人群中结直肠癌的发病率正呈现出上升的趋势。而目前发病年龄低于 50 岁的早发性结直肠癌，在近些年来出现增高的趋势。据文献研究显示，早发性结直肠癌已经占据所有结直肠癌的 10%，当然也伴随着早发性结直肠癌导致的年轻人肿瘤相关死亡率的增加（图 9）。

尽管早发性结直肠癌可能与遗传有很多关联，但大多数的病例仍然是散发性的，也就是没有明确的特异性诱因。而且，从目前的染色体突变上而言，并没有发现新的未知的和有指导意义的位点。和迟发性结直肠不同，早发性结直肠癌更多见于直肠，其次是远端结肠，70% 的早发性结直肠癌发生于左半结肠。当然，也有最新的研究证实在早发性直肠癌中更多地存在微卫星高度不稳定（microsatellite instability high，MSI-H），这也是与低分化高度相关的。早发性结直肠癌在诊断的时候往往呈现出更晚的分期，这似乎与疾病的生物学行为不良并导致预后不佳有关，但也可能是由于各种原因导致出现症状后延误忽视导致诊断延迟。

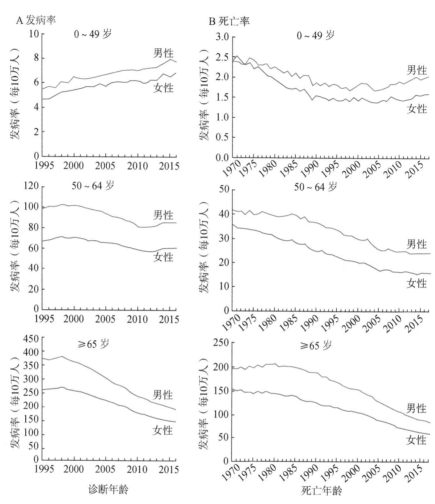

图 9 美国依据性别和年龄区分的结直肠癌 1995—2016 年发病率和 1970—2017 年
死亡率

引自：SINICROPE F A. Increasing incidence of early-onset colorectal cancer. N Engl J Med, 2022, 386（16）：1547-1558.

早发性结直肠癌具有多种危险因素，包括西方化的饮食结构、肠道微生态的改变、肠道炎症等。也有研究显示，病理学及基因学上提示约有 1/6 的早发性结直肠癌病例中含有胚系突变，而这些突变的一半是与错配修复（mismatch repair，MMR）相关的 Lynch 综合征。因此，早发性结直肠癌与遗传学的关系可能需要更深入的研究（图 10）。

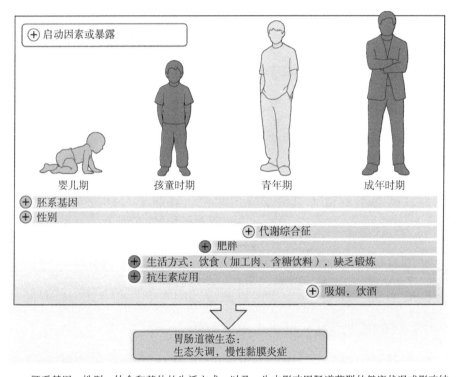

胚系基因、性别、饮食和其他的生活方式，以及一生中影响胃肠道菌群的健康状况或影响结肠癌发生的危险因素。

图 10　影响结直肠癌的高危因素

引自：SINICROPE F A. Increasing incidence of early-onset colorectal cancer.N Engl J Med，2022，386（16）：1547-1558.

　　然而，令人遗憾的是，年轻的肠癌患者进行基因检测的比例明显低于相同年龄的早发乳腺癌患者。引起肠癌与MMR相关的Lynch综合征的主要病因为*MLH1*、*MSH2*、*MSH6*和*PMS2*，或上皮细胞黏附分子（epithelial cell adhesion molecule，EPCAM）基因等体细胞突变，表现为基因微卫星不稳定缺陷。有4.0%～13.5%的早发肿瘤患者为Lynch综合征。一项新的研究表示，所有＜50岁的肠癌患者都应行多基因检测。在这项研究中，研究者利用多基因组合检测与遗传性肿瘤综合征相关的25个体细胞突变基因的突变频率，发现在这450例病例中，患者被诊断为肠癌的平均年龄为42.5岁，约1/5（占总病例数的19.2%）病例报道了其至少有1例一级亲属中罹患肠癌，以及有其他肿瘤的家族史（包括子宫内膜癌、乳腺癌、卵巢癌和前列腺癌）；48例患者（占总病例数的10.7%）为MMR缺陷型（MSI-H或者没有蛋白质的肿瘤）。多基因检测发现有72例患者（占总病例数的16%）存在75个致病基因或基因突变，仅仅有36例患者（占总病例数的8%）属于Lynch综合征，其中有2例患者（占总病例数的0.4%）属于Lynch综合征合并其他遗传性肿瘤综合征。相比于没有基因突变家族史的患者，有肠癌（45.8%*vs*.14%；$P < 0.001$）和子宫内膜癌（11.1%*vs*.2.9%；$P = 0.005$）家族史的患者更可能出现致病基因突变。相比其他遗传性肿瘤综合征的患者，Lynch综合征的患者被诊断为分期更早（51.4%*vs*.25.7%；$P = 0.047$）。这项研究的作者认为，由于遗传性肿瘤的高发，所

有的早发肠癌患者建议接受遗传咨询和多基因检测。因此，美国国家综合癌症网络（National Comprehensive Cancer Network，NCCN）指南建议所有＜ 50 岁的肠癌患者做 Lynch 综合征相关的基因检测。

在我国多数结直肠癌确诊时已处于中晚期，疗效不佳，故结直肠癌的早期发现和尽早预防至关重要。《中国结直肠癌预防共识意见（2016 年，上海）》指出，*MLH1*、*MSH2*、*EPCAM* 突变携带者具有更高的患结直肠癌风险，推荐 20 ~ 25 岁开始进行结肠镜随访。若家系中最早的发病年龄＜ 25 岁，则应先于该年龄的 2 ~ 5 年开始进行随访，每 1 ~ 2 年复查。*MSH6* 或 *PMS2* 突变携带者的结直肠癌监测方案推荐 25 ~ 30 岁开始进行结肠镜随访。若家系中最早的发病年龄＜ 30 岁，则先于该年龄的 2 ~ 5 年开始，每 1 ~ 2 年复查。经基因检测未发现突变的家系成员则按一般风险人群进行随访。

4. 结直肠癌的发生与遗传学息息相关

癌症是全世界最常见的死亡原因之一，通常仅在结直肠癌（5% 的病例）和乳腺癌（2% 的病例）中观察到强烈的癌症易感性。大约 1/3 的早发性结直肠癌患者有一级亲属患有类似疾病。而一级亲属中若有结直肠癌患者，则结直肠癌的发病率将会比普通人的危险度提高 3 倍左右，说明结直肠癌家族史是结直肠癌的高危因素。研究统计，在全球所有结直肠癌病例中，10%~30% 的结直肠癌患者具有家族聚集现象，且 5%~6% 的遗传性结直肠癌发病与研究较为明确的 Lynch 综合征或家族性腺瘤息肉病（familial adenomatous polyposis，FAP）等遗传综合征直接相关。这些因素，从一定的程度上可以说明结直肠癌是一种遗传特征很强的恶性肿瘤。

结直肠癌的确具有很强的遗传易感性，研究已经证实这些遗传性包括数十种不同的综合征，包括家族性腺瘤性息肉病、衰减型家族性腺瘤性息肉病、MUTYH 相关性息肉病、NTHL1 相关性息肉病、Peutz-Jeghers 综合征、青少年息肉病综合征、Cowden 综合征、Lynch 综合征和 Muir-Torre 综合征。这些疾病的共同特点是患结直肠癌的风险非常高，但根据病情的不同，它们的病程在年龄和癌症发生范围方面有所不同。

遗传学研究表明结肠癌的致病机制主要是基因组不稳定，即染色体不稳定（chromosomal instability，CIN）、微卫星不稳定（microsatellite instability，MSI）及表观遗传学改变（epigenetic changes）。CIN 主要表现为染色体结构或数目的异常，涉及大量基因的变异，包括致癌基因的激活（如 *KRAS* 突变）及抑癌基因的失活（如 *p53*、*DCC/SMAD4* 和 *APC* 等），是经典的传统腺瘤 - 癌变途径。70%~80% 的结直肠癌存在 CIN。

癌症的发展速度也由其条件基因决定。肠癌的遗传易感性是一组异质性疾病的症状，其正确诊断对于患者的适当管理和成功治疗至关重要。特定基因的突变会导致强烈的结直肠癌易感性。识别易感基因的突变将支持正确的诊断和应用适当的筛查程序，以避免恶性肿瘤的发生。约 70% 的 CRC 起源于癌基因、肿瘤抑制基因和 DNA 修复机制相关基因的自发点突变。其余 30% 为遗传突变，其中 5%~6% 涉及具有强烈 CRC 发生倾向的基因。

5. 错配修复基因在结直肠癌中意义重大

保罗·莫德里奇及其团队于 1993 年第一次发现 DNA 错配修复缺失（deficient mismatch repair，dMMR）的人容易患一种常见的遗传性直肠癌，他们还鉴定出了多种参与人体错配修复过程的蛋白。越来越多的研究表明，错配修复系统失控会导致微卫星序列的不稳定性或编码功能蛋白的基因突变，进一步可导致错配修复蛋白表达缺失，从而改变正常细胞功能，引发肿瘤。MSI 是指与正常组织相比，肿瘤中某一微卫星由于重复单位的插入或缺失而造成微卫星长度的改变，出现新的微卫星等位基因的现象。MSI 主要涉及 MMR 基因 MLH1/MSH2 的突变、启动子甲基化、生长调节相关基因的突变（比如，Ⅱ型 TGF-β、IGF2R、PTEN、BAX 等）。MSI 在散发性结肠癌中发生率约为 15%，其中 Ⅱ 期约为 20%，Ⅲ 期约为 12%，Ⅳ 期约为 4%，分期越早，发生率越高。

对于 dMMR 或 MSI-H 的结直肠肿瘤，PD-1 阻断免疫疗法，如纳武利尤单抗（nivolumab）或帕博利珠单抗（pembrolizumab），现已被全球多国批准并展现出非常好的临床治疗效果，甚至部分患者存在治愈可能。但对于占大多数的错配修复正常（proficient mismatch repair，pMMR）肿瘤患者，免疫治疗的效果并不明确。对于 pMMR 肿瘤，如何最大限度地激活这类肿瘤的免疫原性，提高这类肿瘤对免疫治疗的应答反应，是目前免疫治疗积极追求的目标。对于 dMMR 结直肠癌，免疫治疗正在探索用于非转移性肿瘤的一线、辅助和新辅助治疗，并且目前相关临床试验正在研究添加新的药物来帮助增强这类人群免疫治疗的效果。对于直肠癌，部分试验正在研究将免疫治疗从辅助治疗转移到新辅助治疗，并且对于那些对全身治疗有良好初始反应的患者，也可考虑豁免放疗。

实际上，即便是 pMMR 肿瘤中，也因为其异质性的特征而存在部分 dMMR 肿瘤，MMR 异质性肿瘤中 dMMR 比例的提高是否可以通过促进免疫监测发挥内源性抗癌的作用，也是目前广受关注的焦点。对此，Alberto Bardelli 等利用等基因 pMMR（*Mlh1*+/+）和 dMMR（*Mlh1*-/-）小鼠 CRC 细胞进行了一系列试验，发现：dMMR 可影响肿瘤组织的免疫微环境，增加 $CD8^+T$ 细胞比例，提高免疫监视能力；pMMR 可增加肿瘤细胞的免疫逃逸。下一步，试验团队将 pMMR/dMMR 细胞以不同比例混合注射到具有免疫能力的小鼠中，当至少 50% 的细胞为 dMMR 时，观察到肿瘤排斥反应。pMMR/dMMR 肿瘤用 6- 硫鸟嘌呤治疗后，dMMR 部分显著增加，这种比例变化导致肿瘤排斥反应。因此，抗肿瘤治疗药物可以调节 MMR 肿瘤异质性，提高免疫监视效率，调节肿瘤免疫微环境，促进"冷"肿瘤变为"热"肿瘤（图 11）。

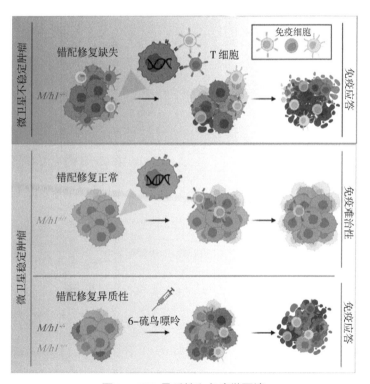

图 11　MMR 异质性和免疫微环境

引自：AMODIO V, LAMBA S, CHILÀ R, et al. Genetic and pharmacological modulation of DNA mismatch repair heterogeneous tumors promotes immune surveillance. Cancer Cell, 2023, 41 (1)：196–209, e5.

6. 肿瘤干细胞在结直肠癌发病中的关键作用

肿瘤干细胞（cancer stem cells，CSCs）是肿瘤内部少数具有恶性表型特征的未分化致瘤细胞。肿瘤干细胞的形成与基因水平和表观遗传水平突变的累积引起的抑癌基因的失活及癌基因的激活密切相关。目前大多数研究认为结直肠癌的细胞来源于干细胞或干细胞样细胞。结直肠癌干细胞（colorectal cancer stem cells，CCSCs）存在于结肠隐窝的底部，对肿瘤的发生和维持至关重要。

研究控制这些癌症干细胞生长的调节机制是一个很有前途的研究领域，可以用于可能的药物治疗和预防性治疗。与其他类型的 CSCs 一样，CCSCs 对治疗具有耐药性，并且在体外形成克隆和在免疫缺陷小鼠中产生异种移植瘤的能力更高。CCSCs 获得特定癌基因和肿瘤抑制基因的累积突变，赋予其不同的不稳定能力，如耐多药、耐辐射、抗凋亡及增强的 DNA 修复能力。

长期以来，越来越多的证据证明了 CSCs 在 CRC 侵袭性、转移、化疗耐药性和随后的肿瘤复发中的作用。因此，了解 CSCs 的自我更新和分化机制具有重要的临床意义，揭示干细胞驱动肿瘤进展的机制有助于对肿瘤发生和进展等过程进行干预，并提供专门针对 CSCs 的新的治疗策略。目前相关研究已提出将蛋白质作为 CCSCs 标志物，包括 CD133、CD44、ALDH1A1、LGR5 和其他几种，这些蛋白质被认为是 CRC 的预后指标。CD133 是一种跨膜糖蛋白，是第一个被确定的与结直肠腺癌转移相关的 CCSCs 标志物。随后的研究证明表达 LGR5、BMI 或 CD133 的肠道干细胞特异性活化 β-catenin 途径导致腺瘤发生，这表明肠道干细胞是 CRC 最常见的起源细胞。寻找 CCSCs 特异性标志物的工作从未停歇，目前已研究报道的 CCSCs 的标志包括 EphB2high、ALDH$^+$、LGR5$^+$、EpCAMhigh/CD44$^+$/CD166$^+$ 和 CD44v6$^+$。

了解 CCSCs 的信号通路是克服 CCSCs 耐药特性的一个重要方面。CCSCs 中重要的信号级联包括 Wnt、Notch 和 Hedgehog 信号通路主要上调，参与存活、增殖和干细胞活性维持；而 TGF-β 信号主要参与 CCSCs 的干细胞活性维持和分化。以上通路可能以不同的方式被错误调控（图 12）。

之前的研究中，肿瘤微环境被认为仅仅是 CSC 的物理庇护所。然而，目前越来越多的证据表明，肿瘤微环境中 CSC 和非细胞元素之间存在复杂而且动态的相互作用。例如，在低氧肿瘤微环境中，过表达的缺氧诱导因子 -2α（hypoxia inducible factor-2α，HIF-2α）还会激活包括 Wnt 和 Notch 通路在内的干性信号通路。缺氧被称为癌症进展的主要调节因子和驱动力，是 CSC 和肿瘤微环境相互作用的主要标志，在肿瘤的转移和耐药性中发挥积极作用。抑制 HIF-2α 可降低大多数肿瘤的致瘤性。此外，缺氧作为肿瘤微环境中的应激因素，可能诱导和促进 CSCs 的发育。因此，CSCs 需要与其肿瘤微环境相互作用才能

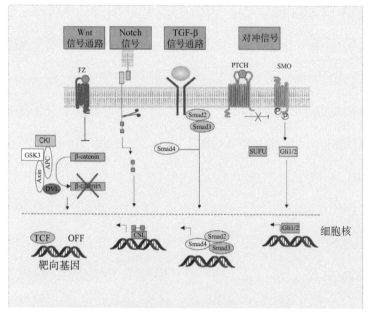

图 12 结直肠癌干细胞与信号通路

引自：JAHANAFROOZ Z，MOSAFER J，AKBARI M，et al. Colon cancer therapy by focusing on colon cancer stem cells and their tumor microenvironment. J Cell Physiol，2020，235（5）：4153-4166.

AMODIO V，LAMBA S，CHILÀ R，et al. Genetic and pharmacological modulation of DNA mismatch repair heterogeneous tumors promotes immune surveillance. Cancer Cell，2023，41（1）：196-209，e5.

存活，肿瘤微环境成分可能会影响患者对治疗的反应。在癌细胞的肿瘤微环境或生态位中，非癌细胞还包括癌症相关成纤维细胞（cancer-associated fibroblasts，CAFs）、间质肌成纤维细胞、内皮细胞和各类免疫细胞等，这些非癌细胞也被认为可以保护 CSCs 免受抗癌治疗。2022 年，中国科学院生物物理所范祖森、田勇及朱平平作为共同通讯作者在 *Neuron* 上发表的研究证实肠神经细胞在 CSCs 自我更新和结直肠肿瘤发生过程中起到重要作用。

肠道 5- 羟色胺能神经元产生的 5- 羟色胺（5-HT）能够调节 CSC 自我更新。在此过程中，5-HT 与在 CCSCs 中高度表达的 5-HT 受体 HTR1B/1D/1F 结合以启动 Wnt/ β -catenin 信号通路。在机制上，结直肠癌富集的微生物代谢产物异戊酸盐抑制了 NuRD 复合物在 Tph2 启动子上的富集，从而启动 Tph2 的表达，导致 5-HT 的产生。5-HT 信号与 CRC 严重程度相关。阻断 5-HT 信号通路不仅能抑制 CCSCs 的自我更新，而且对结直肠癌肿瘤也有治疗作用。

因此，CCSCs 的形成是自身突变、多重调控的信号通路及肿瘤微环境调控的结果。一个全面的癌症治疗策略不仅需要靶向 CCSCs，还需要靶向非 CCSCs 和肿瘤微环境的相关元素。这些针对全肿瘤的联合靶向治疗包括免疫疗法、microRNA 替代疗法、细胞疗法、分化疗法等。

7. 遗传性结直肠癌越来越受到关注

随着肿瘤临床研究的不断深入和人们健康意识的不断加强，遗传性肿瘤越来越受到关注。不同于散发性肿瘤呈现出的老年化和单一性，遗传性肿瘤更多表现出年轻、多发的临床特征，尤其是致病原因可在直系血缘家族中传播扩散，对家族多个成员造成严重的健康危害。研究发现，遗传因素在结直肠癌中起着重要作用。在结直肠癌患者家族成员中，结直肠癌的发病率比一般人群高 3 ~ 4 倍，说明结直肠癌家族史是结直肠癌的高危因素。结直肠癌是一种遗传特征很强的恶性肿瘤，在所有结直肠癌患者中，约 25% 的患者有相应家族史，约 10% 的患者明确与遗传因素相关。根据临床表型可分为非息肉性综合征和息肉病性综合征两大类，前者主要是指遗传性非息肉病性结直肠癌（Lynch 综合征），后者包括家族性腺瘤性息肉病（familial adenomatous polyposis，FAP）、MutYH 人类基因相关息肉病（MUTYH-associated polyposis，MAP）、错构瘤息肉病综合征等。

（1）Lynch 综合征

Lynch 综合征是一种常染色体显性遗传肿瘤综合征，约占所有肠癌的 2% ~ 4%，可引起结直肠及其他部位（包括子宫内膜、卵巢、胃、小肠、肝胆等）发生肿瘤风险高于正常人群。主要是由 *MMR*、*MLH1*、*MSH2*、*MSH6*、*PMS2* 及 *EPCAM* 基因（其缺失导致 *MSH2* 启动子高度甲基化，引起 *MSH2* 基因沉默）突变导致。这些基因变异在 Lynch 综合征的个体中所占比例分别为 15% ~ 40%、20% ~ 40%、12% ~ 35%、5% ~ 25%、< 10%。Lynch 综合征既往的临床诊断主要依赖家族史，另外分子诊断也可以作为重要辅助手段。根据《中国家族遗传性肿瘤临床诊疗专家共识（2021 年版）》专家组意见：作为 Lynch 综合征的初筛手段，应对所有结直肠癌患者行肿瘤组织 MMR 蛋白免疫组织化学或 MSI 检测。初筛显示 MMR 蛋白缺失或 MSI-H 的患者，建

议使用包含 *MMR* 基因的检测 panel 进行胚系测序以明确 Lynch
综合征诊断。

Lynch 综合征合并结直肠肿瘤的患者需积极进行手术干
预，但手术决策与散发性大肠癌相比需要考虑的因素更多。对
于 Lynch 综合征的患者，进行标准节段性根治术后异时性结直
肠癌的 10 年发生率为 10%～45%，且发病风险随年龄增长而增
加。因此，对于异时性结直肠癌风险高的 Lynch 综合征患者，
结直肠手术的目标是主要治疗癌症和预防异时性结直肠癌，同
时最大限度地提高生活质量和预期寿命。术式有部分结肠切除
术（segmental colectomy，SC）和扩大切除术，扩大切除术包括
结肠次全切除术＋回肠乙状结肠吻合术、全结肠切除术＋回肠
直肠吻合术（ileorectal anastomosis，IRA）、全结肠切除术＋回
肠储袋－肛管吻合术（ileal pouch-anal anastomosis，IPAA）或结
直肠切除术＋回肠造口术。对于异时性结直肠癌风险显著增加的
人群，扩大切除术优于节段切除术，通常被认为是首选的手术方
案。Lynch 综合征结直肠癌患者的全身综合治疗方案，暂时应参
照 MSI-H/dMMR 表型患者的诊疗方案执行，专家组建议对表型
为 MSI-H/dMMR 的 Lynch 综合征患者：①避免氟尿嘧啶单药辅
助化疗；②晚期患者推荐一线使用抗 PD-1 免疫治疗；③局部进
展期患者大概率可从 PD-1 抗体免疫治疗中获益。

建议 Lynch 综合征患者从 20～25 岁每年进行 1～2 次的结肠镜

检查。此外，这些患者的子宫内膜癌和其他恶性肿瘤（如小肠、胃、卵巢、肾盂、输尿管和肝胆系统肿瘤）发病率概率也增高，相关致病变异携带者应接受结直肠癌、子宫内膜癌等早诊筛查。

（2）家族性腺瘤性息肉病

FAP 是最常见的息肉病综合征，占所有肠癌患者的 1%，包括经典型（classical FAP，CFAP）和衰减型（attenuated FAP，AFAP）。FAP 属常染色体显性遗传，由 *APC* 基因胚系变异导致，近 1/3 病例的基因变异属新发。新发基因变异个体可以将变异基因传给后代，传递概率为 50%。2021 版 NCCN 指南推荐符合下述任一条件者，进行 *APC* 基因检测：＞20 个腺瘤的个人病史；家族中存在已知的 *APC* 基因变异；硬纤维瘤、肝母细胞瘤、甲状腺乳头状癌、多灶/双侧先天性视网膜色素上皮肥厚个人病史。

（3）MUTYH 相关息肉病

MAP 是一种常染色体隐性遗传综合征，患者易患轻表型腺瘤性息肉病和结直肠癌，主要是由 MUTYH 双等位基因胚系变异所致。多数 MAP 患者息肉数＜100 枚，包括增生性息肉、无蒂锯齿状息肉，以及传统的锯齿状腺瘤。MAP 患者结直肠癌发病的中位年龄为 45～59 岁。另外，MAP 患者患十二指肠息肉病比 FAP 少见，约 5% 的 MAP 患者会发生十二指肠癌。

根据《中国家族遗传性肿瘤临床诊疗专家共识（2021 年版）》专家组意见：有 MAP 家族史并且已知的 MUTYH 变异类型的家

族成员接受遗传学咨询。基因检测阳性或者未行基因检测的患者，须在 25～30 岁开始行结肠镜随访，若肠镜阴性则每 2～3 年复查；上消化道内镜检查可以从 30～35 岁开始。21 岁以下患者，若为 MUTYH 双等位基因变异并且瘤荷较小，建议每 1～2 年行结肠镜检查，并完全切除息肉；患者年龄增大后，可考虑全大肠切除术（total proctocolectomy，TPC）/IRA；直肠息肉密集而息肉切除术无法控制的患者，可以考虑 TPC/IPAA。

（4）其他综合征

其他综合征包括①家族性结直肠癌 X 型：是指两代人中有 3 例亲属罹患结直肠癌，其中有 1 例在 50 岁以前被诊断，但是又没有检测到 MMR 基因变异或没有发生 MMR 基因突变引发的肿瘤。②幼年性息肉病（juvenilepolyposis syndrome，JPS）：一种以胃肠道多发幼年性息肉为特征的常染色体显性遗传疾病，平均发病年龄＜ 20 岁，大部分患者携带有 SMAID4 和 BMPR1A 基因变异。③黑斑息肉综合征（Peutz-Jeghers syndrome，P-J 综合征）：又称口周色素沉着－肠道息肉综合征，常在儿童及青少年期发病，临床主要特征为有恶性胃肠息肉，往往较大且有蒂；患者嘴唇、颊黏膜、外阴、手指和脚趾上皮肤黏膜黑色素沉着；息肉会导致肠套叠、肠梗阻、肠出血等并发症。其致病原因为 STK11 和 FHIT 基因变异。

8. 结直肠癌表观遗传学改变值得关注

结直肠癌是由一系列遗传和表观遗传改变在正常结肠上皮逐步累积导致的结果，进而导致结直肠腺瘤和浸润性腺癌的发展。虽然遗传改变在一部分结直肠癌中起主要作用，但表观遗传异常在这种恶性肿瘤中的病理生理学作用已引起相当多的关注。过去几十年的数据明确表明，表观遗传标记是癌症的重要分子标记，因为它们发生在疾病发病机制的非常早期，几乎涉及所有关键的癌症相关通路，最重要的是，可以作为临床相关的疾病生物标志物，用于诊断、预测预后和预测治疗反应。与结直肠癌相关的主要表观遗传修饰（图 13）包括 DNA 甲基化、组蛋白修饰、长链非编码 RNA（lncRNAs）和 microRNA（miRNAs）。

（1）DNA 甲基化

DNA 甲基化是调控基因表达的最普遍的表观遗传修饰之一。DNA 甲基化过程是通过 DNA 甲基转移酶（DNA methyltransferases，DNMTs）在胞嘧啶环的 C5 位置添加一个甲基（-CH3），产生 5-甲基胞嘧啶。

正常 DNA 甲基化模式的改变包括 DNA 低甲基化（发生在基因组正常未甲基化区域）和 DNA 高甲基化（通常发生在基因启动子的 CpG 岛）。相关证据提示，启动子 CpG 高甲基化与癌细胞中肿瘤抑制基因的转录抑制相关，这种现象在结直肠癌中表现得尤为突出。

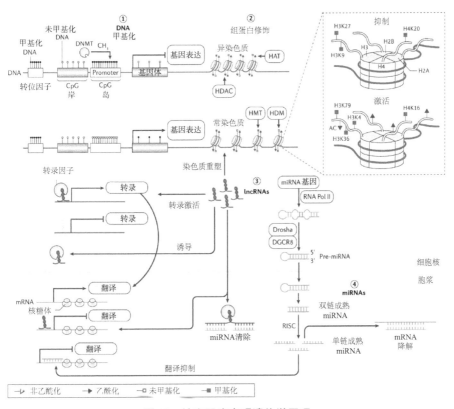

图 13　结直肠癌表观遗传学原理

引自：JUNG G，HERNÁNDEZ-ILLÁN E，MOREIRA L，et al. Epigenetics of colorectal cancer：biomarker and therapeutic potential. Nat Rev Gastroenterol Hepatol，2020，17（2）：111-130.

全基因组低甲基化是最早在结直肠癌中报道的异常甲基化事件之一，是结直肠癌发生的早期事件。事实上，从早期腺瘤到腺癌和转移，在不同的疾病阶段都能观察到低甲基化，并且去甲基化级别与疾病分期之间存在线性相关。一般而言，有 3 个位点的 DNA 低甲基化与 CRC 中的原癌基因激活相关，包括启动子区域，该区域可导致基因印记丢失（如 IGF2）或直接激活原癌基因（如 MYC 和 HRAS）；编码 *β-catenin27* 基因的远隔调控区域，如超级增强子；位于某些重复元件（如 LINE-1 元件）下游的反义启动子。LINE-1 低甲基化与微卫星不稳定性和 CpG 岛甲基化表型（CpG island methylation phenotype，CIMP）呈负相关。

（2）组蛋白修饰

组蛋白修饰的几种类型与正常生理生长发育和多种疾病（包括癌症）发病过程中的许多细胞过程相关。组蛋白修饰是指催化组蛋白尾部翻译后修饰的酶，如组蛋白去乙酰化酶（histone deacetylases，HDACs）和组蛋白乙酰转移酶（histone acetyltransferases，HATs）。其中与结直肠癌发病过程中，改变基因表达的最常见和研究最充分的修饰类型是组蛋白乙酰化和甲基化。

1）组蛋白乙酰化作用：组蛋白乙酰化中和组蛋白尾部的正电荷，减弱 DNA 和组蛋白之间的静电相互作用，从而影响染色质的压实状态。高乙酰化（特别是与原癌基因相关的组蛋白）可激活基因表达，而与抑癌基因相关的组蛋白的低乙酰化可使相应基因沉默，这突出表明组蛋白乙酰化状态在癌症发生和进展中具有重要的双重作用。

2）组蛋白甲基化：与组蛋白乙酰化不同，组蛋白甲基化不仅改变 DNA 的压实状态，而且在染色质中产生可被多种蛋白质识别的对接位点。组蛋白甲基化调节许多对正常细胞分化至关重要的生物学功能，并在癌症发生和肿瘤进展中发挥核心作用。

（3）miRNA

miRNA 是一种长度为 18～25 个核苷酸的短单链 RNA，属于小型非编码 RNA。miRNA 通过与靶向 mRNA 的 3'端非翻译区（untranslated regions，UTRs）的互补序列结合发挥转录后抑制因子的作用，控制约 60% 的蛋白质编码基因的翻译，包括那些调节重要的促肿瘤发生过程的基因，如细胞增殖、分化和凋亡，因此它们可以同时调节数百个基因的表达。

由于 miRNA 通常位于基因组的脆弱位点，它们的表达可通过多种遗传改变而失调，包括点突变、缺失、扩增或易位。此外，DNA 高甲基化和低甲基化也可以改变 miRNA 的表达。许多研究发现，包括结直肠癌在内的多种肿瘤组织和癌旁正常组织中的 miRNA 在表达水平方面存在差异。miRNA 既可以通过抑制抑癌基因的表达成为致癌 miRNA（oncogenic miRNA，onco-miRNA），也可以通过抑制癌基因的表达成为抑癌 miRNA（tumor suppressor microRNA，ts-miRNA）。

（4）lncRNA

lncRNA 通过多种活动发挥正性或负性转录调节作用，包括与基因启动子或增强子相互作用；作为染色质修饰蛋白复合物的引导分子管制染色质通路的修饰核结构；通过与靶 mRNA 和调控蛋白复合物直接相互作用调控 mRNA 的稳定性；作为 miRNA 海绵，通过 lncRNA 序列中的多个特异性结合位点凝集 miRNA。

lncRNA 以发育和组织特异性的方式参与广泛的生物学过程，包括细胞增殖、分化、凋亡和干细胞自我更新。由于其功能的多样性，lncRNA 在许多癌症相关通路中发挥作用，如 Wnt、EGFR、TGF-β 和 p53 信号通路，并且可以影响 CRC 发生、进展和转移的几乎所有病理生理步骤。

9. 肠道菌群与结直肠癌的发生密切相关

因为致病菌的富集，以及肠道菌群在结直肠癌发生的各个阶段不断发生变化，肠道菌群对结直肠癌进展的影响已被广泛认可。以往几十年的研究结果证实，饮食、肠道微生物群及其代谢产物是深刻影响 CRC 发展的关键环境因素。与结直肠癌预防和发病相关的主要微生物代谢物包括膳食纤维衍生的短链脂肪酸、胆汁酸衍生物、吲哚代谢物、多胺、三甲胺 -n- 氧化物、甲酸盐和硫化氢。这些代谢物调节肠道中的各种细胞类型，导致肠屏障、免疫、慢性炎症和肿瘤发生改变。这些代谢物的物理、化学和代谢特性，以及它们触发宿主受体的独特功能似乎在很大程度上决定了它们在调节 CRC 发展中的作用（图 14）。

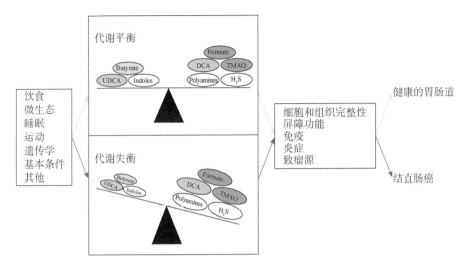

Butyrate：丁酸盐；UDCA：熊去氧胆酸；Indoles：吲哚类；Formate：甲酸盐；DCA：脱氧胆酸；TMAO：三甲胺氧化物；Polyamines：多胺；H2S：硫化氢。

发生结直肠癌的风险受到肠道微生物群产生的保护性、潜在有害代谢物的浓度和相对平衡的影响，这些代谢产物在肠道和组织中的绝对和相对水平由饮食、微生物组成、其他生活方式因素和潜在的健康状况决定，代谢物失调破坏组织和免疫细胞的稳态和屏障免疫，影响细胞生长，导致微生物入侵、炎症和肿瘤发生。

图 14　微生物平衡和生态失调对细胞功能和 CRC 发展的影响

引自：NIEKAMP P，KIM C H. Microbial metabolite dysbiosis and colorectal cancer. Gut Liver，2023，17（2）：190-203.

　　最近的证据揭示了与肠道菌群共生的肠道真菌失调在促进癌症发展和进展中的重要性。由于人类肠道中真菌的丰度较低（仅占总微生物的 1%），并且缺乏表征良好的参考真菌基因组来校准测序读数，真菌菌群研究一直受到严重阻碍。最新的一项研究对 7 个已发表的粪便宏基因组数据集和一个额外的内部队列进行了荟萃分析，发现在 1329 个宏基因组中有 454 个与 CRC 有关，有 350 个与腺瘤有关，并证实在结直肠癌的进展中肠内真菌菌群随之发生改变。该研究还鉴定了与结直肠癌和腺瘤相关的特征真菌，特别是在结直肠癌中兰氏曲霉的富集，以及蓝贝利菌的致癌作用。此外，该研究还证明了真菌和细菌生物标志物组合比纯细菌组合能够更准确地区分 CRC 患者和健康个体（图 15）。

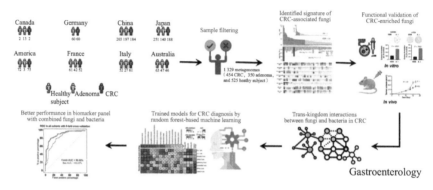

Canada：加拿大；America：美国；France：法国；Germany：德国；Italy：意大利；China：中国；Japan：日本；Australia：澳大利亚；Healthy subject：健康受试者；Adenoma：腺瘤患者；CRC：结直肠癌患者；Sample filtering：样本筛选；1329 metagenomes（454 CRC，350 adenoma，and 525 heathy subject）：1329 个宏基因组（454 个 CRC、350 个腺瘤和 525 个健康受试）；Identified signature of CRC-associated fungi：CRC 相关真菌的鉴定特征；Functional validation of CRC-enriched fungi：富含 CRC 的真菌的功能验证；In vitro：体外；In vivo：体内；Gastroenterology：胃肠病学；Trans-kingdom interactions between fungi and bacteria in CRC：患者真菌与细菌间的交联反应；Trained models for CRC diagnosis by random forest-based machine learning：通过随机森林机器学习训练的 CRC 诊断模型；Better performance in biomarker panel with combined fungi and bacteria：真菌与细菌结合的方式具有更好的结果。

图 15　基于多队列粪便宏基因组分析，改变的真菌菌群特征和富集的致病性 *Aspergillus rambellii* 与结直肠癌相关

引自：LIN Y, LAU H C, LIU Y, et al. Altered mycobiota signatures and enriched pathogenic aspergillus rambellii are associated with colorectal cancer based on multicohort fecal metagenomic analyses.Gastroenterology, 2022, 163：908-921.

结直肠癌患者肠道微生物组的改变提示宿主－微生物相互作用参与了结直肠癌的发生和发展，也可能为早期发现和预防结直肠癌提供了新的方法。最近一项通过微生物宏基因组学分析方法对收集的口腔和粪便样本中的微生物群分布的研究，揭示了CRC 患者和健康者之间的区别。在唾液样本中，健康者和 CRC 患者微生物组的 α 多样性指数不同，而 β 多样性在健康者中显示出密集聚集的微生物组，在 CRC 病例中则表现出更分散的模式。健康者和 CRC 患者粪便菌群 α 和 β 多样性差异无统计学意义。在 CRC 唾液样本中，双歧杆菌被确定为潜在的细菌生物标志物，而梭杆菌、小杆菌属等是 CRC 患者的理想细菌生物标志物。因此，唾液微生物群的评估可能为 CRC 的早期检测提供一个比粪便更合适的筛查手段。

2019 年 12 月以来，新型冠状病毒感染（COVID-19）的出现导致全球大流行，感染新冠病毒（SARS-CoV-2）的长期影响目前仍然是未知的。研究表明，癌症患者感染 SARS-CoV-2 的死亡率高于非癌症患者。一项回顾性研究表明，SARS-CoV-2 感染导致肠道菌群发生变化，从而改变肠道炎症和屏障通透性，并影响抑癌基因或癌基因，提示 SARS-CoV-2 可能是 CRC 发病机制的潜在因素，如 SARS-CoV-2 感染后机会致病菌的增多、有益菌的减少、微生物多样性的总体减少，产生丁酸盐的细菌的缺乏和具核梭杆菌血症的发生。因此，SARS-CoV-2 相关的肠道微生物组改变可能是结直肠癌发病机制的一个新的因素，并有可能因此发展出新的针对这种变化的治疗策略（图 16）。

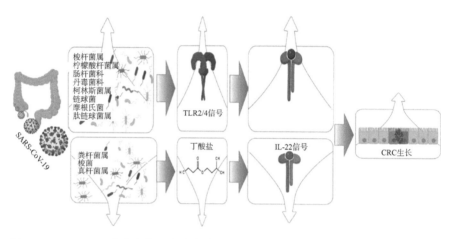

图 16 SARS-CoV-2 感染病毒影响微生物组成，导致 TLR 信号通路和丁酸盐产生失调，最终导致白介素分泌不平衡和 CRC 发育

引自：MOZAFFARI S A，SALEHI A，MOUSAVI E, et al. SARS-CoV-2-associated gut microbiome alteration：a new contributor to colorectal cancer pathogenesis. Pathol Res Pract，2022，239：154131.

10. 阿司匹林可以作为结直肠癌的二级预防用药

1988 年，阿司匹林的使用与 CRC 风险降低之间的联系被建立起来。阿司匹林对细胞中的环氧合酶 -2（COX-2）和（或）环氧合酶 -1 （COX-1）具有有限的、可逆的抑制作用；在体外条件下，阿司匹林涉及抑制 Wnt/ β -catenin 和 NF-jB 信号通路。阿司匹林在 CRC 患者的预防和术后治疗中具有潜在的有效作用，且毒性低，经济成本低。多项关于阿司匹林对 CRC 一级预防试验的研究结果发表后，美国预防服务工作组（United States Preventive Services Task Force，USPSTF）于 2016 年发布了关于建议成人使用低剂量阿司匹林以预防心血管疾病（cardiovascular disease，CVD）和 CRC 的建议。

那么，对于已经罹患 CRC 的患者，阿司匹林是否仍然能够起到预防复发和转移的作用？最近一项前瞻性研究给出了答案。该研究纳入了诊断 CRC 前的 2686 例和诊断 CRC 后的 1931 例无远处转移的结直肠癌患者，记录他们服用阿司匹林的详细情况。虽然诊断后定期服用阿司匹林与 CRC 特异性死亡率总体风险无统计学意义（HR¼ 0.82，95%CI¼ 0.62 ~ 1.09），但是诊断后才开始定期服用阿司匹林的参与者比从未使用阿司匹林的参与者死亡风险低（HR¼ 0.60，95%CI¼ 0.36 ~ 0.98）。

另一项试验测试了阿司匹林联合卡培他滨、瑞戈非尼和 TAS-102 在对之前所有治疗（5- 氟尿嘧啶、奥沙利铂、伊立替康和贝伐单抗）无反应的转移性 CRC（metastatic CRC，mCRC）患者中的作用，总生存期（overall survival，OS）显示出显著的增长。阿司匹林可显著提高 5- 氟尿嘧啶（5-FU）对体外耐药细胞生长和侵袭的抑制作用。在体内，阿司匹林通过抑制 NF-jB 调控基因的表达来抑制对 5-FU 耐药的肿瘤生长和转移。

11. 结直肠癌存在高度异质性

结直肠癌由具有不同基因型和表型的细胞混合而成。

（1）CRC 细胞生物合成能力的异质性

最近一项研究揭示了 CRC 细胞生物合成能力的异质性。该研究发现，大多数核糖体 DNA（rDNA）转录和蛋白质合成在 CRC 中发生在肿瘤细胞的有限亚群中，定位于确定的细胞群。其余的肿瘤细胞由于分化而发生不可逆的生物合成能力丧失。生物合成区内的癌细胞以 RNA 聚合酶 1 亚基 A（POLR1A）水平升高为特征。POLR1A 高细胞群的遗传消融对 CRC 产生不可逆的生长抑制。在描述 CSCs 的特性时，该研究发现在 CRCs 中合成的大多数 rRNA 和蛋白质是由紧挨着基质的有限细胞亚群贡献的。相反，当肿瘤细胞发生分化时，它们会经历 rRNA 和蛋白质合成能力的不可逆丧失。通过探索这些意想不到的发现，该研究证明了，CRC 中 rDNA 转录和蛋白质合成的分区模式反映了 CRCs 中常见的异质性是基于转录核糖体 DNA 和合成蛋白质能力差异的细胞结构差异。成人组织的内稳态需要控制蛋白质合成速率，健康组织中不同的细胞类型，包括干细胞及其分化的子代细胞，表现出不同的生物合成能力。在肿瘤中，这种调节被致癌改变所破坏，其中许多改变增强了细胞生物合成机制，包括 rDNA 转录、核糖体生物发生和蛋白质生产速率。尽管癌症对生物合成的要求很高，但该研究的数据表明，由于肿瘤细胞在 CRCs 中经历了广泛的分化，生物合成活性逐渐丧失。相应地，这一过程伴随着 POLR1A、POLR1B 和其他参与的基因的下调。同样，POLR1A 上调细胞显示的高蛋白合成速率，可能有利于对癌症干细胞生物学重要的 RNA 亚群的翻译。

（2）肿瘤微环境中间质细胞的异质性

以前认为肿瘤的异质性仅归因于癌细胞在克隆扩增过程中的固有遗传改变。20 世纪 90 年代的研究表明，肿瘤微环境衍生的外源性因素在肿瘤发生中起重要作用。癌细胞与肿瘤微环境中其他非恶性细胞群（如成纤维细胞、内皮细胞和免疫细胞）之间的细胞间相互作用，随着癌症的发展，促进转化细胞的转录组变化，从而导致肿瘤存在高度的异质性。研究发现生物合成细胞群在肿瘤腺体内占据基础位置，其间质细胞也在指导其表型方面发挥作用。因为研究发现靠近这个生态位的肿瘤并不一定出现生物合成能力的提高，所以该研究提出一种模型，即癌细胞的特性是由微环境和干细胞内在程序定义的。在 CRC 的亚群中，生物合成肿瘤干细胞的持续消融耗尽了祖细胞池，导致不可逆的肿瘤细胞分化。

（3）肿瘤微环境中相关微生物的异质性

肿瘤相关微生物群是肿瘤微环境的内在组成部分。到目前为止，肿瘤内宿主－微生物群的研究主要依赖于大块组织分析，这掩盖了肿瘤内微生物群的空间分布和局部效应。一项研究通过将原位空间扩展技术和单细胞 RNA 测序应用于结直肠癌，揭示了空间、细胞和分子宿主－微生物的相互作用。该项研究采用 10×Visium 空间转录组学来确定患者组织内肿瘤内微生物群落的种类和原位位置。通过入侵－黏附定向表达测序单细胞 RNA 测序（INVADEseq）方法，识别与细胞相关的细菌和与它们相互作用的宿主细胞，以及揭示参与侵袭、转移、细胞休眠和 DNA 修复的转录途径的改变。通过功能研究发现，被细菌感染的癌细胞以单细胞的形式侵入周围环境，并将髓系细胞招募到细菌区域。揭示了肿瘤内微生物群的分布不是随机的，而是在微细胞中具有高度组织性、具有促进癌症进展的功能。2022 年发表在 *Nature* 上的一项研究表明，在一部分患者的肿瘤组织中微生物的分布是不均匀的。通过靶向 RNAscope 荧光原位杂交（RNAscope-FISH）成像，直观地确认了这些细菌群落的异质性空间分布，包括具核梭杆菌，在同一肿瘤标本中观察到密集的细菌细胞生物量区室和细菌阴性区。为了进一步了解肿瘤内微生物群的空间分布和种类，通过 10×Visium 空间转录组学对 CRC 标本应用了无偏性方法为整个肿瘤组织的细菌转录本提供空间坐标。此外，从单个微生物转录本中测序的读数包含一个独特的分子标识符（UMI），量化这些组织切片中活生物体的细菌转录负荷。在每个区块中，靶向 RNAscope-FISH 的连续组织切片证实了这些肿瘤内细菌的空间分布。总的来说，在 CRC 肿瘤中有 46% 的捕获点被鉴定出细菌转录。UMI 指标可以量化特定生物体的组织转录负荷，并确定 Fusobacterium 和 Bacteroides 是 CRC 肿瘤中最优势的属。通过将这种空间转录组学方法应用于肿瘤内微生物群，直接从完整的肿瘤组织中对活菌进行识别、定量和空间映射，揭示了肿瘤组织内微生物群相互作用的复杂性。

基于基因组学的研究表明，大多数主要类型的人类癌症都含有肿瘤内微生物群。这些微生物群落因癌症类型而异，特定的细菌可以促进癌症的发生和发展，影响患者对治疗的反应，从而影响生存。然而，存在的内在异质性使得人们很难理解肿瘤微环境的不同成分之间的相互作用，包括原生组织环境中的细菌－宿主相互作用。空间转录组学和 scRNA-seq 技术的发展使肿瘤微环境的真核成分得以研究，但肿瘤内微生物群在肿瘤微环境中的作用迄今为止一直被忽视。在这项研究中，通过调整和应用这些技术，我们得出结论，肿瘤内微生物群在人类肿瘤中是不均匀分布的。此外，我们表明它是肿瘤微环境的一个基本成分，可以改变不同细胞区室的生物学，影响抗肿瘤免疫和癌症上皮细胞的迁移。通过激活 JUN 和 FOS 家族的转录因子，细胞内细菌可以产生与癌细胞侵袭、转移、DNA 损伤修复和细胞休眠一致的基因签名。同样，侵入性细菌负责招募髓系细胞，通过 JAK-STAT 信号传导诱导炎症反应，通过分泌特定的白介素和趋化因子到周围环境中促进 T 细胞排斥和肿瘤生长。虽然我们在这里关注的是两种极端的胃肠道癌症类型，但我们所描述的工具和技术可以应用于分析迄今为止已被证明含有肿瘤内微生物群的 33 种主要癌症类型。分析微生物群与人类癌症的相关性之外的那些评估肿瘤内微生物群功能效应，将确定预防和治疗此类癌症的分子和细胞靶点。总的来说，这项工作表明，患者肿瘤内微生物群的分布不是随机的，而是高度组织的，具有支持癌症进展的免疫和上皮细胞功能。

结直肠癌的诊断技术与应用

12. 病理学诊断中的高级别上皮内瘤变不能轻易放过

高级别上皮内瘤变是其细胞学和组织结构具有恶性特征的黏膜病变，但无任何浸润间质的证据，包括重度（Ⅲ级）异型增生和原位癌，其病理学特征是异型细胞占据上皮全层，并可有腺体共壁、背靠背以致筛状结构等形态学改变，但异型细胞未突破基底膜。

首先要对高级别上皮内瘤变的诊断有足够的认识，一项2019 年发表于著名胃肠顶级期刊 *Gastroenterology* 的研究显示，在对 236 089 例结直肠腺瘤病例样本进行分类研究后显示，直径大于 20 mm 的腺瘤或者不论任何大小的高级别上皮内瘤变期发生肿瘤及总体死亡风险均较其他分组增高（图 17）。

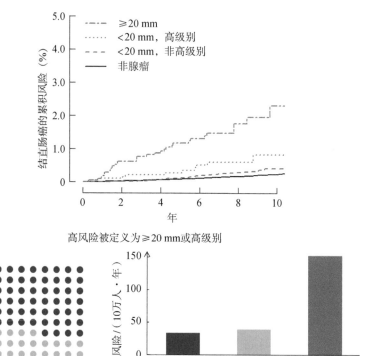

图 17 内镜筛查息肉切除与结直肠癌发生及死亡的关系

引自：WIESZCZY P，KAMINSKI M F，FRANCZYK R，et al.Colorectal cancer incidence and mortality after removal of adenomas during screening colonoscopies.Gastroenterology，2020，158（4）：875-883.

　　另一项最近来自中国的研究显示在 206 例术前内镜病理诊断为高级别上皮内瘤变的患者中，术后有 183 例被确诊为癌，占比高达 88.8%，虽然这项研究数据较其他研究中高级别上皮内瘤变病例确诊为癌的比例更高，但这表明内镜病理诊断为高级别上皮内瘤变的患者不能视为良性病变，外科医师应采取更积极的治疗态度，包括仔细检查有无癌变的高危因素存在、反复多次的组织病理学检查等。由于直肠病变部位的特殊性，中低位病灶常涉及保肛问题。因此，术前怀疑癌变的病灶应进行多次组织病理学检查，尽可能取得病理诊断依据，对于术前难以确诊的患者应行术中快速病理检查。

一项来自 Chun Bo Kang 的研究认为，在腹腔镜手术中，通过套管针孔获得活检标本进行病理学检查是高度准确、快速、安全、有效的诊断方法，可广泛应用。术中活检的病理结果为判断结肠息肉的性质和选择合适的手术入路提供了准确的依据。

对于以"高级别上皮内瘤变"进行手术的直肠中低位病灶患者应在做好根治性手术准备的情况下先行经肛局部完整切除（若病灶较大，完整切除难以完成，则行部分切除），由快速冷冻切片或最终的石蜡病理切片结果决定手术方式，对于这部分患者行 Miles 手术较危险且不合理。

结直肠高级别上皮内瘤变出现下列表现时应高度怀疑癌变：①肠镜下表现为溃疡性病变或隆起溃疡性病变。②肿瘤无蒂、基底部固定并累及肠管周径＞ 1/3。③高级别上皮内瘤直径＞ 2 cm。④血 CEA 或 CA19-9 明显高于正常值。⑤大便明显异常且伴有进行性消瘦表现。⑥影像学检查有可疑转移病灶。

13. 结直肠癌的诊断

（1）盆腔 MRI 对直肠癌分期诊断非常必要

直肠癌局部分期诊断的影像学手段包括 CT、MRI 和直肠内超声（endorectal ultrasonography，ERUS）。

盆腔 MRI 是诊断直肠癌和对直肠癌进行影像学分期的首选检查。CT 扫描能够通过多平面重建提供更准确的解剖结构，但是图像分辨率低于 ERUS。ERUS 最适合显示肠壁不同层次结构，但是探测距离有限。因此，CT 可用于观察距离肠壁较远的淋巴结转移，而 ERUS 适合早期直肠癌的分期，但前两者的图像分辨率均低于 MRI。MRI 能明确地显示肿瘤组织的浸润、直肠系膜和盆腔内淋巴结及直肠系膜筋膜。肿瘤与直肠系膜筋膜的距离即术中环周切缘位置是术前评估最重要的参数之一，决定局部复发率和生存期。干净的切缘、无肠壁外静脉浸润、T_2 或 $T_3 < 5$ mm 且不侵及内括约肌平面提示直肠癌患者的预后良好。多项研究证实 MRI 预测环周切缘的敏感性和特异性均超过 90%。欧洲根据 MRI 图像特征对患者进行风险划分，分为"Good、Bad、Ugly" 3 个等级，不同风险等级选择直接手术、短程放疗和长程放化疗等不同治疗方式。但是这种根据 MRI 风险分层选择的治疗方式是基于直肠癌治疗专家的前瞻性观察研究，而没有经过前瞻性随

机临床试验验证。相关临床试验正在进行中。

（2）ERUS 对判断早期直肠癌的 T 分期优势明显

ERUS 能准确显示直肠壁各层结构，有助于评估中下段早期直肠癌肠壁内的肿瘤侵袭深度，对直肠癌 T 分期的准确诊断有明显优势，诊断侵袭深度的准确率为 64%~96%，是诊断早期直肠癌浸润深度的重要检查，为内镜黏膜切除术（endoscopic mucosal resection，EMR）、内镜黏膜下剥离术（endoscopic submucosal dissection，ESD），以及肠壁全层切除等手术规划提供支持。其诊断淋巴结转移的敏感度为 73.2%、特异度为 75.8%。但是难以检测到较小的或距离肿瘤较远的淋巴结，对盆壁淋巴结的诊断能力有限，对中上段直肠癌的诊断能力有限，因此还需与盆腔 MRI 结合使用，对患者进行准确的分期。

ERUS 能将中下段直肠的 T_1 期和 T_2 期肿瘤分辨开，对后续的治疗策略选择尤其重要，直接关系到这些患者能否行局部切除，对患者生活质量影响巨大。

（3）肝脏 MRI 是判断肝转移灶最准确的方法

对已确诊的结直肠癌患者，除血清 CEA、CA19-9 等肿瘤标志物检查、病理分期评估外，应常规进行肝脏超声和腹部增强 CT 等影像检查筛查及诊断肝脏转移瘤。对于超声或 CT 影像高度怀疑但不能确诊的患者可加行血清 AFP、肝脏超声造影、肝脏 MRI 平扫及增强检查，肝脏细胞特异性造影剂增强 MRI 检查对于发现＜ 1 cm 的微小病灶准确率更高，有条件时可考虑。PET/CT 检查不作为常规推荐，可在病情需要时酌情应用。肝转移灶的经皮针刺活检仅限于病情需要时应用。

结直肠癌手术中必须常规探查肝脏以进一步排除肝转移的可能，对可疑的肝脏结节可行术中超声检查，必要时考虑同步切除或术中活检。

（4）胸部 CT 提高肺转移的检出率

肺是结直肠癌常见的转移部位之一，是结直肠癌远处转移的第二大好发器官，仅次于肝脏。与结肠癌相比，直肠癌更易发生肺转移。与肝转移相比，结直肠癌肺转移生长相对较慢，生物学行为较好。手术切除是治疗结直肠癌肺转移首选的根治性治疗手段。目前临床上对肺转移的诊断主要依靠胸部 CT 检查，不推荐胸部 X 线及 MRI 检查。相比临床上更常用的胸部 X 线检查，高分辨率胸部 CT 检查对肺转移的诊断敏感性更高。胸部 CT 检查并不能准确判断肺部微小结节的性质，必要时需要经过穿刺活检或 PET/CT 联合判断。

（5）PET/CT 不是结直肠癌患者的常规检查手段

PET/CT 应该在结直肠癌患者的诊断中有重要的地位，尤其是在淋巴结分期和远处转移的判断上，以及在结直肠癌相关的肿瘤标志物升高，高度怀疑复发但无其他影像学证据的情况下。但 PET/CT 不是结直肠癌患者分期诊断的常规检查手段。PET/

CT 对结直肠癌局部病灶的分期不优于 MRI，对癌肿浸润深度和淋巴结转移多少也不能准确做出精准的判断。PET/CT 更多地应用于结直肠癌晚期患者及复发转移的患者。PET/CT 能够通过做最少的检查发现全身多发转移病灶，并对其他影像学不能确诊的病灶具有提示作用。目前最新使用的新型 ^{68}Ga-FAPI 显像剂与传统的 ^{18}F-FDG 显像剂相比，对于原发性和转移性结直肠癌病灶有更高的摄取率，能够更好地辅助结直肠癌原发病灶和转移病灶的诊断。

14. CEA 等肿瘤标志物对结直肠癌诊断的意义

血清 CEA 是临床上结直肠癌早期筛查、诊断、判断预后和评估疗效的重要指标。但并不是所有结直肠癌患者的血清 CEA 都会升高，仅有 40% ~ 70% 已确诊的结直肠癌患者可以检测到血清 CEA 的升高。尽管如此，血清 CEA 仍然是目前相对较为敏感的与结直肠癌密切相关的分子标志物。

CEA 除了与预后相关外，还与结直肠癌的治疗相关。研究发现，血清 CEA 水平正常的患者对放疗的敏感性更高；放疗后血清 CEA 水平降至正常的患者更易得到完全缓解。另外，血清 CEA 水平升高与直肠癌患者病情严重程度相关。由于其价廉且容易实施，因此在直肠癌治疗过程中常将其作为评价病情变化的指标。有研究表明，术前放化疗和根治手术等治疗手段均能使患者 CEA 水平下降，甚至降至正常。CEA 升高的患者预后比 CEA 正常者差，术后更易出现远处转移。故在术后随访过程中如果发现 CEA 升高，也往往提示患者出现了复发转移。对于治疗前血清 CEA 水平升高的患者，如果 CEA 水平在放化疗后仍未降至正常，则预示患者的无病生存时间更短，他们不仅需要术后辅助治疗和更密切的随访，而且需要进行术后短期内密切影像学评估，以便尽早发现可能出现的复发或转移。

15. Lynch 综合征应行 MSI 或 MMR 检测

对于 20% ~ 30% 的结直肠癌患者，遗传因素是其潜在病因。Lynch 综合征是涉及结直肠癌、子宫内膜癌、胃癌等多个器官恶性肿瘤的疾病。它是遗传性结直肠癌的最重要的组成部分。

Lynch 综合征是一种常染色体显性遗传肿瘤综合征，占所有肠癌的 2% ~ 4%，由 *MMR* 基因变异导致，该变异造成患者结直肠癌及其他多种 Lynch 综合征相关肿瘤发病风险明显高于正常人群。其致病原因是 4 个 *MMR* 基因（*MLH1*、*MSH2*、*MSH6* 和 *PMS2*）之一发生胚系突变。此外，*EPCAM* 基因的大片段缺失通过使 MSH2 启动子甲基化导致基因沉默，也可致病。

结直肠癌的新发病例中约有 3% 是 Lynch 综合征。Lynch 综合征的结直肠癌患者从腺瘤到腺癌的发展更快，组织学类型往往更差，而其预后往往好于散发性结直肠癌。因此，临床上常将

Amsterdam 标准和 Besthesda 标准作为 Lynch 综合征的临床诊断标准。由于家系的家庭成员数较少，所以很难发现这样的特点。

作为 Lynch 综合征的初筛手段，应对所有结直肠癌患者行肿瘤组织 MMR 蛋白免疫组织化学或 MSI 检测。初筛显示 MMR 蛋白缺失或 MSI-H 的患者，建议使用包含 *MMR* 基因的检测 panel 进行胚系测序以明确 Lynch 综合征的诊断。国内外也推荐对 Lynch 综合征患者的高危家族成员进行基因检测。致病变异携带者应接受结直肠癌、子宫内膜癌等早诊筛查。

*16.*CTC、ctDNA、cfDNA 检测值得期待

随着精准医学概念逐渐深入人心，肿瘤成为精准医学亟待解决的问题之一。虽然当前肿瘤诊治领域的发展日新月异，但肿瘤仍然是威胁人类健康的重要原因之一。早发现和早治疗对肿瘤患者至关重要。近两年来，液体活检（liquid biopsy）技术的快速进步也推进了肿瘤精准治疗的发展。液体活检逐渐成为肿瘤诊治领域的研究热点。最重要的液体活检手段包括循环肿瘤细胞（circulating tumor cell，CTC）检测、循环肿瘤 DNA（circulating tumor DNA，ctDNA）检测和循环游离 DNA（cell-free DNA，cfDNA）检测。

CTC 是从原发或继发肿瘤脱离进入循环系统的肿瘤细胞。其中部分肿瘤细胞经历上皮 – 间质转化等过程获得高侵袭性，

而大多数 CTC 则被机体免疫系统直接消灭，或启动凋亡程序，成为凋亡 CTC，仅约 0.01% 的 CTC 可形成转移性病灶。CTC 检测是液体活检技术中最早得到临床应用的技术，由于 CTC 在健康人群及良性结直肠疾病患者的外周循环中含量极少，使得 CTC 检测作为 CRC 早期筛查的方法成为可能。通过使用最新的检验原理进行检查，Ⅰ~Ⅳ期结直肠癌患者的 CTC 敏感性分别为 12.5%、31%、74% 与 91.7%，总敏感性为 52.8%。在合理选择检测平台、控制检测成本、制定并完善相应检测指征及判读标准的前提下，将 CTC 检测作为 CRC 早期筛查的方法是合理可行的。

除此之外，通过观察 CTC 变化来反映肿瘤病情的变化，作为一种预后因子，可能优于传统的病理学分期。研究表明，对于美国癌症联合委员会（American Joint Committee on Cancer，AJCC）Ⅰ~Ⅲ期的结直肠癌患者，术前外周血 CTC 是患者总生存期及无进展生存期强效且独立的预测因子。与术前外周血中 CTC 阴性患者相比，阳性患者的总生存期及无进展生存期均显著下降。外周循环 CTC 数量与预后亦有相关性，术前 CTC 数量越多，术后出现远处转移的可能性越高。因此，对于结直肠癌患者，术前外周循环检测到 CTC 可视作肿瘤复发或远处转移的高危因素，术后应规律复查，密切随访，适当予以更为积极的治疗。

在治疗过程中，动态监测外周 CTC 水平，有助于了解患者的治疗效果。对于接受根治性手术的结直肠癌患者，术后 24 小时内 CTC 水平显著下降，提示手术效果良好，肿瘤复发的可能性低。对于接受化疗和（或）靶向治疗的转移性结直肠癌患者，经过治疗 CTC 数量下降，表明治疗有效，患者总生存期及无进展生存期显著延长。外周循环中 CTC 的数量与疾病的进展呈正相关，治疗过程中或术后复查时规范检测 CTC 可帮助判断疾病的状态，与影像学检查和肿瘤标志物（如 CEA）检测联合应用具有更高的临床指导价值，对患者术后是否复发可以做出更加准确的判断。

多项研究将 CTC 检测与影像学结果进行相关性分析，结果显示，与影像学检查相比，在早期诊断、术后随访、疗效评估及监测肿瘤复发等方面，CTC 检测对于疾病的进展均具有更好的预测价值。CTC 检测的动态变化与影像学结果存在显著相关性，在时效性方面则优于影像学检查。尤其对于 mCRC，CTC 检测可先于影像学检查更早地发现肿瘤转移的线索。因此，CTC 检测与影像学检查相结合可提供肿瘤复发的证据。

ctDNA 是循环肿瘤 DNA 片段，是人血液中肿瘤细胞 DNA 经脱落或者当细胞凋亡后释放进入循环系统所形成的，主要来源于坏死或凋亡的肿瘤细胞及肿瘤细胞的外泌体，还有一部分来自存活的循环肿瘤细胞释放。ctDNA 携带的遗传变异信息非常丰富，通过 ctDNA 检测即可获得恶性肿瘤的基因突变类型、病情发展阶段及药物敏感性等多方面的信息。这种检测比 CTC 检测的异质性更小，也更加精确。近几年来，ctDNA 技术逐渐进步，逐渐成为恶性肿瘤研究中的热点。与传统的检测指标（如 CEA）相比，ctDNA 检测更精确、敏感。近期研究表明，ctDNA 检测对复发病例的敏感性监测可超出 CEA 一倍。这也使 ctDNA 检测技术拥有巨大的发展潜力。

cfDNA 来源于细胞受损破裂后释放的 DNA，其产生和清除是一个动态过程（半衰期为 5 ~ 150 分钟）。这种能力使其成为许多疾病的理想分子标志物，可以作为影像学检查和组织活检的补充手段。近年来，cfDNA 检测被越来越多地应用到肿瘤诊断领域。肿瘤基因组通常会携带特征性的基因突变位点，而准确获取 cfDNA 中特定位点突变型与野生型所占的比例，可以衡量 ctDNA 的含量水平。cfDNA 检测主要的应用场景是为大多数的癌症晚期患者提供治疗决策。随着技术不断改进，cfDNA 还可用于治疗（尤其是联合治疗）后的肿瘤监测，如检测与复发或耐药相关的突变，目前在多个癌种（如乳腺癌、肠癌、肺癌等）均有相关研究正在开展，逐步实现临床落地。在癌症早期筛查的研究中，也逐渐出现 cfDNA 的身影。在肠癌中已有研究显示，健康人群的 cfDNA 中也会存在癌症相关的突变，使得依赖变异检测的方式提高灵敏度和特异性变得十分困难，考虑到筛查的成本及风险因素，效果可能会不尽人意。相反，cfDNA 的甲基化检测用于早期筛查正被寄予厚望。类似于 TMB 之点突变，基因组甲基化水平是一个整体的肿瘤标志物，并不考虑单个位点的表观标记。事实上，结合单体型等信息还可以辅助判断原发灶的位置，为肿瘤的个体化精准治疗提供广阔的前景。

17. 直肠的解剖分段影响外科治疗策略

直肠癌是指发生于乙状结肠直肠交界处至齿状线之间的消化道恶性肿瘤。一般认为，直肠解剖长度为 12 ~ 15 cm，欧洲肿瘤内科学会（European Society for Medical Oncology，ESMO）指南中将直肠分为上、中、下 3 段。其中 10 ~ 15 cm 为上段直肠，其解剖结构与结肠相同，四周包绕着光滑的浆膜，属于腹膜内位器官；5 ~ 10 cm 为中段直肠，前方由浆膜覆盖，后方为盆筋膜，属于腹膜间位器官；0 ~ 5 cm 为下段直肠，其完全由盆筋膜包绕，属于腹膜外位器官，如图 18 所示。现在普遍将发生于直肠中下段的直肠癌称为中低位直肠癌，并将在腹膜反折以下、距肛缘 5 cm 以内的直肠癌称为低位直肠癌。在 NCCN 指南中，直肠癌现已被定义为硬性直肠镜下距肛缘 12 cm 以内的癌性病变，即传统的中低位直肠癌。

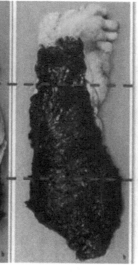
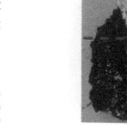

上段直肠：环周基本被脏腹膜（浆膜）覆盖，与结肠类似

中段直肠：前方被脏腹膜（浆膜）覆盖，后方则位于腹膜外，被盆筋膜脏层（墨汁染色区域）覆盖

下段直肠：不存在脏腹膜（浆膜）结构，全部位于腹膜外，被盆筋膜脏层（墨汁染色区域）覆盖

图 18　在高质量全直肠系膜切除术后标本上，可较容易辨认出直肠上、中、下段的解剖结构存在差异，在中低位直肠，浆膜结构逐渐消失，并由盆筋膜脏层（墨汁染色区域）代替

引自：顾晋. 重视结直肠癌的术前分期规范结直肠癌的综合治疗. 中华外科杂志, 2012, 50（3）：193-195.

　　研究表明，距肛缘 12 cm 内与 12 cm 以上的直肠癌无论是肿瘤细胞的生物学特性、综合治疗策略方面，还是局部复发率方面，均存在显著差异。发生于不同部位的直肠癌，其根治性外科治疗策略、手术方式的差别往往也是巨大的。对于中上位直肠癌推荐行低位前切除术（Dixon 手术），而对于低位直肠癌推荐行腹会阴联合切除术或谨慎选择保肛手术。在治疗原则方面也有不同，中下位直肠癌必须严格遵守直肠癌全系膜切除（total mesorectal excision, TME）原则，尽可能锐性游离直肠系膜。同时遵守以下手术原则：①保证足够的切缘，远端切缘距肿瘤远端最好≥ 5 cm，至少 2 cm。对于低位直肠癌远端切缘距肿瘤远端 1 ~ 2 cm 的患者，建议送术中冰冻病理，确定切缘有无肿瘤残留，尽量保证环周切缘阴性，对于可疑环周切缘阳性的患者，应追加后续治疗。②对于中低位直肠癌，在根治性手术的前提下，还需要尽量保护盆腔自主神经，从而保留患者的肛门括约肌功能、排尿功能及性功能。③局部进展期的中低位直肠癌（$cT_{3~4}$ 期和 N_+）建议先行新辅助放化疗或新辅助化疗，待肿瘤负荷降低或降期后，根据不同的新辅助放疗疗程待一定时间后再行根治手术。④对于已经引起肠梗阻的可切除直肠癌，根据具体情况可在术中肠道灌洗的条件下行一期肠切除吻合术，如估计吻合口瘘发生风险较高，可考虑行 Hartmann 手术或一期切除吻合术＋预防性造口，或行肠道支架置入解除梗阻后限期根治性手术。

18. 规范的术前分期与可切除性评估密切相关

随着外科治疗、放化疗、分子靶向治疗、免疫治疗等治疗技术的进步和新的治疗手段的出现，目前结直肠癌的治疗往往需要多学科综合治疗（multidisciplinary team，MDT），即包括多个学科专家，如外科、肿瘤内科、影像科、病理科、介入科等，针对特定病例经过讨论提出综合的临床治疗方案。而治疗中的第一步就是在术前对患者进行临床分期在内的全面评估，规范的术前分期往往与可切除性评估密切相关。目前国际上普遍采用 AJCC 的

TNM 分期对结直肠癌进行临床分期（图 19），通常的临床分期表示为 cTNM，如果患者接受了术前新辅助治疗，手术取得的病理评价为 ypTNM，没有接受新辅助治疗的患者，手术取得的病理评价为 pTNM，对复发结直肠癌进行评价时应标记为 rTNM。对于结肠癌来说，腹盆腔增强 CT 加电子结肠镜基本就可以完成术前临床分期；而直肠癌的术前临床分期，主要依靠直肠超声内镜或 MRI 进行 T 分期和 N 分期。规范的术前分期是结直肠癌新辅助治疗的重要依据。

（1）规范的术前分期与早期直肠癌局部切除评估密切相关

早期直肠癌主要指 $cT_1N_0M_0$ 的患者，即肿瘤仅仅侵犯黏膜或黏膜下层，而无淋巴结和远处转移；而早期直肠癌，如经肛门局部切除（非经腔镜或内镜）适应证是非常严格的，必须满足以下条件：①肿瘤最大径＜ 3 cm；②肿瘤侵犯肠周＜ 30%；③切缘距离肿瘤＞ 3 mm；④肿瘤活动不固定；⑤距离肛缘＜ 8 cm；⑥仅限于 T_1 期肿瘤；⑦无血管、淋巴结或神经侵犯；⑧高中分化；⑨术前影像学检查无淋巴结转移表现。切除标本送病理科进行病理学评估。

原发肿瘤（T）

T_x 原发肿瘤无法评价

T_0 无原发肿瘤证据

T_{is} 原位癌：黏膜内癌（侵犯固有层，未侵透黏膜肌层）

T_1 肿瘤侵犯黏膜下层

T_2 肿瘤侵犯固有肌层

T_3 肿瘤侵透固有肌层达结直肠周组织

T_4 肿瘤侵犯脏腹膜，或侵犯或粘连邻近器官或结构

T_{4a} 肿瘤侵透脏腹膜（包括大体肠管通过肿瘤穿孔和肿瘤通过炎性区域连续浸润脏腹膜表面）

T_{4b} 肿瘤直接侵犯或粘连邻近器官或结构

区域淋巴结（N）

N_x 区域淋巴结无法评价

N_0 无区域淋巴结转移

N_1 有 1～3 枚区域淋巴结转移（淋巴结内肿瘤 $\geq$ 0.2 mm），或存在任何数量的肿瘤结节并且所有可辨识的淋巴结无转移

N_{1a} 有 1 枚区域淋巴结转移

N_{1b} 有 2～3 枚区域淋巴结转移

N_{1c} 无区域淋巴结转移，但有肿瘤结节存在于以下部位：

浆膜下、肠系膜或无腹膜覆盖的结肠周或直肠周/直肠系膜组织

N_2 有 4 枚或以上区域淋巴结转移

N_{2a} 4～6 枚区域淋巴结转移

N_{2b} 7 枚或以上区域淋巴结转移

远处转移（M）

M_0 无远处转移

M_1 转移至一个或更多远处部位或器官，或腹膜转移被证实

M_{1a} 转移至一个部位或器官，无腹膜转移

M_{1b} 转移至两个或更多部位或器官，无腹膜转移

M_{1c} 仅转移至腹膜表面或伴其他部位或器官的转移

附表 1 AJCC 第 8 版结直肠癌分期系统对应表

期别	T	N	M
0	T_{is}	N_0	M_0
I	T_1	N_0	M_0
	T_2	N_0	M_0
II A	T_3	N_0	M_0
II B	T_{4a}	N_0	M_0
II C	T_{4b}	N_0	M_0
III A	T_{1-2}	N_1/N_{1c}	M_0
	T_1	N_{2a}	M_0
III B	$T_{3\sim4a}$	N_1/N_{1c}	M_0
	$T_{2\sim3}$	N_{2a}	M_0
	$T_{1\sim2}$	N_{2b}	M_0
III C	T_{4a}	N_{2b}	M_0
	$T_{3\sim4a}$	N_{2b}	M_0
	T_{4b}	$N_{1\sim2}$	M_0
IV A	任何 T	任何 N	M_{1a}
IV B	任何 T	任何 N	M_{1b}
IVC	任何 T	任何 N	M_{1c}

注：cTNM 是临床分期，pTNM 是病理分期，前缀 y 用于接受新辅助（术前）治疗后的肿瘤分期（如 ypTNM），病理学完全缓解的患者分期为 $ypT_0N_0cM_0$，可能类似于 0 期或 1 期。前缀 r 用于经治疗获得一段无瘤间期后复发的患者（rTNM）。

图 19 AJCC 第 8 版结直肠癌分期系统

引自：中华人民共和国国家卫生健康委员会医政医管局，中华医学会肿瘤学分会. 中国结直肠癌诊疗规范（2023 年版）. 中华外科杂志，2023，61（8）：617-644.

（2）规范的术前分期与局部进展期或晚期直肠癌的可切除性评估密切相关

局部进展期直肠癌一般指 T_3 期和 N_+ 的可切除直肠癌患者，目前大量循证医学证据表明，对于距肛门＜ 12 cm 的中低位局部进展期直肠癌在术前行新辅助治疗而非即刻手术治疗能够提高手

术切除率和保肛率，延长患者无病生存时间；而对于局部晚期直肠癌（T_4期）、肿瘤已经侵犯骨盆壁，或者肿瘤已经侵犯周围脏器患者，外科手术往往困难，需要联合脏器切除，在此之前必须先行新辅助放化疗，从而使肿瘤缩小，部分患者的病灶经新辅助治疗后能够变成可切除的，治疗后必须重新评价，多学科讨论是否可行手术。因此，准确地对直肠癌进行 T 分期非常重要，上段直肠与结肠相似，有完整的腹膜覆盖，但直肠中段为腹膜间位器官，仅前后有腹膜覆盖，而下段基本无腹膜覆盖，故 T_{4a} 期（肿瘤侵犯脏腹膜）在直肠上段及中段的前后方是存在的，但在下段直肠是不存在的。

（3）规范的术前分期与肝转移的可切除性评估密切相关

结直肠癌的肝转移在临床上非常常见，有 20% ~ 50% 的结直肠癌患者在诊断时即发生肝转移，对于疑似有肝转移的患者，术前临床分期十分重要，推荐进一步行肝脏 MRI 增强成像，区分是可切除的、潜在可切除的，还是不可切除的。可切除的结直肠癌肝转移可根据患者自身状况，行外科手术同期或分期切除原发灶和肝转移灶。潜在可切除的患者，通常采用术前新辅助治疗进行转化治疗，使肝脏病灶转化为可切除的，然后进行一并切除或分期切除。而对于肝脏不可切除的病灶，如果没有出现结直肠的穿孔、出血、梗阻，应该以内科治疗为主。

结直肠癌的外科治疗

19. 直肠癌需合理选择保肛手术

低位直肠癌，是距离肛缘＜5 cm 或距离肛管直肠交界处＜3 cm 的直肠癌。作为直肠癌中常见的类型，其在所有直肠癌患者中占比高达 3/4。对于未发生远处转移的患者，主要治疗方法为根治性手术切除，低位直肠癌的手术方式主要包括：①经肛门局部切除；② Dixcon 手术（低位前切除手术）；③ Miles 手术（腹会阴联合切除手术）；④ Hartmann 手术（肿瘤切除远端封闭，近端造口）；⑤ Parks 手术（结肠 – 肛管吻合术）；⑥ Bacon 手术（结肠经肛拖出吻合术）；⑦ ISR 手术（内括约肌切除术）；⑧ ELAPE 手术（腹会阴柱状切除术）；⑨经肛门全直肠系膜切除（transanal total mesorectal excision，TaTME）手术。其中 Miles 手术和 ELAPE 手术是不可保肛低位直肠癌患者的主要治疗手段，能够取得根治性切除，但由于无法保留肛门的正常功能，需要行永久性造瘘，往往严重影响患者术后的生活质量，给患者带来沉重的心理负担，因此许多患者非常关心能否行保肛手术。

由于低位直肠癌特殊的解剖位置和肿瘤生物学性状，与结肠癌和上段直肠癌单一、规范的手术方式不同，低位直肠癌术式往往须依据患者的个体情况进行选择，不同的手术方式适合不同的低位直肠癌患者，应合理选择保肛手术，而不要刻意、单一地为了保肛而保肛，保留一个控便不良的肛门，还不如人工造瘘的生活质量高。

不合适的保肛手术术后可能会给患者带来诸多躯体及心理社会功能影响：①排便功能障碍，临床症状早期表现为大便次数增多、里急后重等，后期表现为粪便污染内裤、偶发容量性失禁等，主要原因包括术中肛门括约肌及其支配神经的损伤，手术诱发直肠感觉容量及最大直肠耐受容量下降导致排便感觉缺失，手术后新建的直肠容量和顺应性降低，残余直肠越短，新建的直肠容量越小，顺应性越低。②性功能障碍，主要见于男性，表现为勃起和射精功能障碍。原因主要为术中牵拉、切断直肠及邻近侧副韧带时导致骶前神经（射精）和骨盆内脏神经（勃起）损伤。而低位直肠癌前切除术清扫范围过大时会增加损伤盆腔自主神经的概率。③排尿功能障碍，主要表现为膀胱充盈感不明显或消失、排尿困难、尿潴留或尿失禁等。原因可能为：a. 手术直接损伤了腹下神经及盆神经，前者损伤可引起膀胱储尿功能障碍，后者损伤则可导致排尿障碍；b.手术并发的创伤性膀胱周围炎、无菌性膀胱周围炎等；c.直肠前切除术后，膀胱因后方空虚而失去托力，容易发生移位，膀胱颈梗阻，发生排尿障碍；d.低位直肠癌术后患者会产生压抑、孤独、耻辱感、自卑感、焦虑甚至自杀倾向等心理障碍。尽管行前切除术保留肛门，没有Miles手术后由造口引起的身体外表改变、臭味，但不恰当的保肛手术给患者带来的排便功能、性功能及排尿功能障碍可直接导致生活质量低下，仍不可忽视。

因此低位直肠癌行保肛手术时应在术前进行严谨的手术质量评估：①能否保证直肠系膜的完整性；②能否保证环周切缘阴性；③下切缘是否足够；④性功能和排便功能是否容易损伤；⑤手术时间（非特殊情况手术时间不应＞4小时）。总之，低位直肠癌的术式选择，应该依据患者的个体情况进行个性化选择，合理选择保肛手术。

20. 局部切除适应证需准确把握

随着内镜等微创技术及手术技能的发展，既能根治性切除肿瘤，又能尽可能保证肠道功能和肛门功能的完整成为外科大夫不懈追求的目标，其中对于早期直肠癌行局部切除的临床疗效已经得到广泛的认可。

中低位局部进展期直肠癌由于具有较高的局部复发率及区域淋巴结转移率，遵循全直肠系膜切除（total mesorectal excision，TME）原则进行根治性手术长期以来被认为是直肠癌治疗的"金标准"。然而，TME 中的肠管吻合及术中对直肠周围器官和组织可能造成的副损伤，导致术后易出现吻合口瘘、吻合口出血、吻合口狭窄、腹腔感染、会阴部切口感染及肠道功能紊乱等并发症，使得患者术后肛门功能与生活质量显著下降。

随着新的化疗药物的不断推出，以及放射治疗的广泛应用，新辅助放化疗策略的开展，使得局部进展期直肠癌可以达到明显降期、肿瘤显著退缩，甚至临床完全缓解（clinical complete response，cCR）的治疗效果。对此 Habr-Gama 提出的等待观察策略使这部分患者有机会避免根治性手术并且保留了肛门。然而，由于各临床中心影像学和病理学检查水平、患者依从性及随访制度等方面的差异，目前对于 cCR 的诊断标准尚无一致意见，对于 cCR 患者是否应行等待观察策略亦尚未达成共识。

经肛门局部切除可以全层、精确地切除病灶，相较于根治性手术创伤较小，肛门括约肌功能得以完整保留，同时可以对新辅助治疗后原发肿瘤病灶进行精确分期，有助于预测淋巴结转移风险，减少了等待观察后的局部复发率。因此，经肛门局部切除可部分代替根治性手术以及等待观察策略，极大地补充了直肠癌的治疗手段。

虽然局部切除术后并发症发生率被广泛证实低于根治性手术，但由于新辅助放化疗后肠壁水肿、直肠周围脂肪结缔组织完整性差常导致手术切口愈合能力减弱。同时，全层切除肠壁常常创面较大，致缝合困难，常见的并发症包括尿路感染、出血、腹泻、直肠狭窄等，女性患者还会出现术后直肠阴道瘘。

我们在临床工作中经常遇到一些患者已在当地医院接受了直肠癌局部切除手术，这些手术最大的共同点是：①术前未做规范的 TNM 分期，看到肿瘤不大或患者保肛愿望强烈就为患者实施了局部切除术；②切除的病理标本大都未行规范的标记送检，使得病理科医生无法判断患者实施的切缘是否干净。与此同时，既往相关研究显示直肠癌局部切除后局部复发率仍较高，并且局部切除并无法清除淋巴结，而研究则显示约 20% 的 I 期直肠癌存在淋巴结转移。

即使新辅助治疗后评估肿瘤为完全退缩，其淋巴结转移风险仍高达 10%～20%。除此之外，后期若再次进行补救性根治手术将致手术并发症发生率增高。由此可见，不规范的随意的经肛门局部切除术的实施，将极大影响患者的肿瘤学预后。需要严格掌握和把控经肛门局部切除的适应证。

按照 NCCN 指南及国家卫生健康委员会 2018 年版中国结直肠癌诊疗规范的要求，直肠癌的局部切除需满足以下几点：① 肿瘤＜1/3 肠管周径；② 肿瘤直径＜3 cm；③ 切缘＞3 mm；④ 肿瘤活动度可，不固定；⑤ 距肛缘 8 cm 以内；⑥T_1 期；⑦ 息肉在内镜下摘除后明确为癌或病理不确定；⑧ 无血管淋巴管浸润或神经浸润；⑨ 中至高分化腺癌；⑩ 术前影像学无淋巴结病变的证据；⑪ 能够达到肠壁全层切除。同时，如果局部切除术后病理检查结果显示存在高危因素，则需行补救根治性手术或辅助放化疗。这些高危因素包括：① 肿瘤直径 > 3 cm；② 分期超过 T_1 期；③ 低分化腺癌；④ 存在淋巴脉管侵犯；⑤ 切缘阳性；⑥ 肿瘤浸润深度达 SM3。以上因素可使局部切除的失败率达 20% 以上，导致患者术后肿瘤学效果不佳。

由此看来，直肠癌的局部切除是有严格适应证的。提出这些严格适应证的主要目的是尽可能选择淋巴结转移风险低的患者进行局部手术，因此术前通过 MRI 及直肠腔内超声判断直肠周围淋巴结情况及肿瘤浸润深度尤其重要。MRI 可作为 T 分期评估的常规手段，但对于部分患者，直肠腔内超声可更精确地分辨出 T_1、T_2 期肿瘤，而对于转移淋巴结的评估，直肠腔内超声更多的是依靠淋巴结的大小进行判断，MRI 则可鉴别出毫米级的淋巴结，敏感性和特异性明显高于直肠腔内超声。

对于中低位直肠癌，选择手术方式，应该考虑到患者的最大获益，首先是达到根治目的，然后考虑保留肛门括约肌的功能。从术前分期做起，规范术前的治疗，合理选择手术，会给中低位直肠癌患者带来益处。经肛门局部切除包括直视下切除和经肛门内镜下微创手术（transanal endoscopic microsurgery，TEM）2 种方式。其中经肛门内镜下微创手术方式使术者的视野更加清晰，切除更加彻底，并可对距肛门 8 ~ 20 cm 的早期肿瘤进行局部切除。

21. 直肠手术中血管高位结扎不作为常规推荐术式

在结直肠癌的手术过程中，肠系膜下动脉（inferior mesenteric artery，IMA）是标志性且极其重要的一根血管。根据临床及解剖学的研究结果，IMA 发自腹主动脉分叉头侧 4 cm 左右的前壁，主要分支有左结肠动脉（left colic artery，LCA）、乙状结肠动脉（sigmoid artery，SA）和直肠上动脉（superior rectal artery，SRA），提供从结肠脾区到大部分直肠的血供。IMA 及其分支存在解剖变异情况，Murono 等根据 IMA 与其分支的解剖关系将其分为Ⅰ~Ⅳ型。Ⅰ型（直乙共干型）：LCA 首先分出，乙状结肠动脉（sigmoid artery，SA）与直肠上动脉（superior rectal artery，SRA）共干分出；Ⅱ型（左乙共干型）：IMA 先分出，成为 LCA 与 SA 的共干支；Ⅲ型：LCA、SA 和 SRA 于同一点分出（全共干型）；Ⅳ型（无左型）：缺少 LCA。Ⅰ~Ⅳ型所占比例依次为 38%、12%、45%、5%。

结直肠癌手术中对于肠系膜下动脉的处理方式一直存有争议，即选择"高位结扎"还是"低位结扎"。根据 1999 年美国结直肠外科医生协会（American Society of Colon and Rectal Surgeons，ASCRS）的共识，低位结扎意味着从左结肠动脉起始处以下结扎肠系膜下动脉，而从肠系膜下动脉根部即于腹主动脉发出部位结扎则被定义为高位结扎。关于两种结扎方式的选择尚未达成统一共识。

进入 21 世纪后针对肠系膜下动脉结扎位置的争议更加密集并且反复，主要集中在：IMA 根部淋巴结清除的必要性；IMA 结扎水平对吻合口瘘的影响；IMA 结扎水平对盆腔自主神经损伤的影响。而对两种术式的优劣之分也在争议中，尚未有明确定论。

（1）IMA 根部淋巴结清除的必要性

进入 21 世纪前，Malassagne 等研究发现存在 IMA 根部淋巴结转移患者的 5 年生存率与远处转移患者相似，死于肿瘤的可能性是没有根部淋巴结转移患者的 2.5 倍。因此建议直肠癌根治术中进行 IMA 根部淋巴结清扫是必需的。Kanemitsu 等进行的回顾性队列研究表明，对于第 3 站淋巴结存在癌转移的患者来说，行 IMA 高位结扎并行 IMA 根部淋巴结清扫可以改善患者长期预后。亦有专家学者坚持认为，IMA 高位结扎不仅能够获得准确的肿瘤分期，同时还能提高直肠癌患者的生存率。

但在 2002 年，学者 Cohen A 在其著作 *Operation for colorectal cancer：low anterior resection* 中指出，采用高位结扎肠系膜下动脉以清除高位及腹主动脉旁淋巴结所带来的肿瘤学收益甚小，因为以上部位淋巴结有转移的患者即使实施了高位结扎，进行了淋巴结清扫，也终将因为其较晚的肿瘤学分期而不能获得更好的根治性手术效果及肿瘤学预后。对没有以上部位淋巴结转移的患者进行高位结扎也只能带来较高的并发症发生率。同期相关文献显示，在结直肠癌患者中，肠系膜下动脉根部淋巴结的转移率不到 5%，甚至有研究显示转移率仅为 1.7%，而 pT_1 期的直肠肿瘤甚至不会合并血管根部淋巴结转移。

与此同时，一系列针对直肠癌手术选择性保留血管的研究结果均提示，低位结扎 IMA 同样可达到与高位结扎相当的淋巴结清扫效果。因此，在技术上保留左结肠动脉的低位结扎 IMA 与 IMA 根部淋巴结清扫并不矛盾。2012 年国外一项荟萃分析显示，高位结扎 IMA 相对于低位结扎，针对淋巴结转移与否来看并不能得到明显的生存获益。

（2）IMA 结扎水平对吻合口瘘的影响

吻合口瘘是结直肠术后常见且严重的并发症，一旦出现将给患者带来巨大的痛苦和负担，甚至危及患者生命。因为出现吻合口瘘后常并发盆腔感染及弥漫性腹膜炎，一部分患者会因为感染无法控制而死亡。此外，吻合口瘘后二次手术的患者死亡率更高，综合死亡率达 6%～20%，甚至能达到 40%。关于吻合口瘘的发生，其血供起着至关重要的作用。

2006 年，Scott-Conner 在其论著中表明，高位结扎肠系膜下动脉带来的吻合口缺血的风险已大于其肿瘤学预后收益，因此他建议在直肠癌手术中采用低位结扎肠系膜下动脉的方式。

从理论上说，从根部高位结扎 IMA 后，将主要由来自结肠中动脉的边缘动脉来供应吻合口部位的血供。通常认为单纯地依靠边缘动脉也可以勉强满足吻合口的供血，但与此相关的比较重要的解剖学结构是 Riolan 动脉弓，对于 Riolan 动脉弓的解剖定义历来有多种解释，比较常见的包括结肠中动脉左支与左半结肠动脉的交通支，或者结肠中动脉左支在脾曲附近与左结肠动脉升支之间的吻合支等。不同解释下，其出现率亦不尽相同。我国学者针对此解剖结构进行研究后发现，此动脉弓的出现概率大约为 7.6%。如若此动脉弓缺如，左半结肠将仅由肠系膜下动脉供血，这类患者一旦高位离断 IMA，结肠中动脉的血供只能到达结肠脾曲，从而造成脾曲远端的结肠和吻合口出现缺血性改变，进而造成吻合口瘘甚至肠管缺血性坏死等严重后果。而低位结扎 IMA 后，能保留 LCA 及其上升支，可以为吻合口提供更多的血供。Komen 等于术中利用激光多普勒检测高位结扎组与低位结扎组 IMA 结扎前后结肠残端的血流量比，结果发现低位结扎组血流量比更高，这表明低位结扎时吻合口灌注更好，从而可以降低吻合口瘘的发生率。

然而同期也有部分学者研究表明肠系膜下动脉的高位结扎并不会增加吻合口瘘的发生率，高位结扎可以获得更长的游离肠段，进而可降低吻合口的张力有可能是重要原因。Bonnet 等的解剖研究显示，高位结扎比低位结扎可以多获得约 10 cm 的游离肠段。Buunen 等对 15 例尸体标本的解剖研究则指出，在 80% 的病例中，低位结扎 IMA 也可获得足够的游离肠段进行无张力吻合，左结肠动脉的降支是其他 20% 病例的限制因素。Reddy 等的前瞻性队列研究共纳入了 26 例接受直肠乙状结肠切除术的患者，结果表明结扎左结肠动脉降支安全可行，可以提供额外的长度来完成无张力吻合，不影响结肠的血供。此外，直肠癌手术中根据实际情况选择脾曲游离也有助于降低吻合口张力。因此 IMA 的低位结扎也可以得到满意的无张力吻合。

（3）IMA 结扎水平对盆腔自主神经损伤的影响

结直肠癌术中的盆腔自主神经损伤是患者术后排尿或性功能障碍的主要因素，也是十余年来颇引人关注的方面。NANO 等及国内张策等为了探索一个更为合理、安全的肠系膜下动脉结扎位点，进行了一系列研究，他们发现在肠系膜下动脉根部存在一个先天的没有分布腹下神经丛等自主神经纤维的"天窗"，并以此为依据，提出了最合理、安全的结扎位点位于肠系膜下动脉根部的观点。

后续的研究如杨晓飞等提出，在 IMA 根部仍有腹主动脉丛的下行神经纤维分布，未发现明显的安全切入点。2017 年 MIHARA 等的研究表明，低位结扎肠系膜下动脉与高位结扎相比排尿功能障碍出现的概率更低。此结果与同期我国尤小兰等的研究结果一致。分析其原因：近年来随着腹腔镜技术的普及与发展，得以在高清视野下打开 IMA 血管鞘进行裸化，IMA 血管鞘内无自主神经纤维分布，剥离范围亦较小，从而在低位结扎 IMA 的同时也可以尽可能地保护神经，避免出现排尿及性功能障碍。

综上所述，结直肠癌根治手术中肠系膜下动脉结扎部位的选择争论百年余，目前仍无明确定论，但结合近些年的研究结果来看，低位结扎在保证吻合口血供、恢复肠道功能等方面的获益率更为明显，因此对于有着高危因素（如糖尿病、动脉硬化及可能存在的中结肠动脉狭窄、结肠边缘动脉弓闭塞或缺乏 Riolan 血管弓）的直肠癌患者，在不牺牲肿瘤根治性的前提下可采用 IMA 低位结扎，同时亦可降低吻合口瘘等并发症的发生率。而对于临床分期达到 cT_3、cT_4 的患者，肠系膜下动脉根部及周围淋巴结转移率较高，则建议行 IMA 高位结扎，手术难度不大，同时亦可确保病灶清除的彻底性。最后，一名外科大夫要在知识经验与操作技术的双重加持下个体化地进行结扎位置的选择，努力做到在不增加手术难度、不牺牲肿瘤根治性的前提下，降低手术后吻合口瘘等并发症的发生风险。

22. 直肠手术中需注意盆腔自主神经的保护

盆腔自主神经（pelvic autonomic nerve，PAN）的保护是直

肠癌根治手术中不容忽视的重要问题，术中盆腔自主神经损伤可导致高达 27% 的患者出现排尿功能障碍，45% 的患者出现性功能障碍，严重影响患者术后的生活质量。

与外科手术相关的骨盆自主神经主要有下腹神经丛（hypogastric plexus）和骨盆内脏神经（pelvic splanchnic nerves）。2000 年，顾晋等对 6 例尸体的骨盆神经进行了应用解剖研究，阐释并验证了上腹下丛、腹下神经、下腹下丛和骨盆内脏神经的位置及支配区域。

盆神经主要由骶交感干、上腹下丛、下腹下丛（盆丛）、盆内脏神经和神经血管束等组成。

（1）交感神经（sacral part of sympathetic trunk）：骶交感干由腰交感干延续而来，每侧有 3～4 个骶神经节沿骶前孔内侧下降，在尾骨的前方两交感干连于单一的奇神经节，又称尾神经节，见图 20。其节后纤维参与构成下腹下丛。

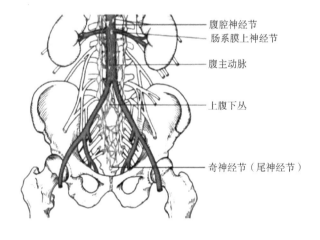

图 20　交感神经来源示意

腹腔神经节
肠系膜上神经节
腹主动脉
上腹下丛
奇神经节（尾神经节）

（2）上腹下丛（superior hypogastric plexus）：又称骶前神经（presacral nerve），是腹主动脉丛和肠系膜下神经丛的远端延伸，位于腹主动脉分叉下方，经第5腰椎体前下降而来，发出左、右腹下神经，见图21。腹下神经由2~3个分支组成，与输尿管平行，位于距离中线1~2 cm的骨盆侧面。当腹下神经损伤后，膀胱的充盈、排尿、射精能力均会受到影响。其中还有来自盆丛的副交感神经纤维，向上支配至乙状结肠、降结肠区域。

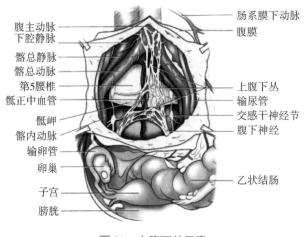

图21　上腹下丛示意

（3）副交感神经（parasympathetic nerves）：盆内脏神经又称盆神经或者勃起神经，共3支，由第2~4骶神经前支中的副交感神经节前纤维组成，见图22。此神经加入盆丛，与交感神经一起行走至盆内脏器，在脏器附近或壁内的副交感神经节交换神经元，节后纤维分布于远端横结肠、降结肠、乙状结肠、盆内脏器及外阴等。盆内脏神经的主要作用是负责阴茎的勃起，损伤后勃起功能则不能实现。

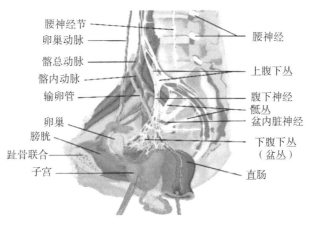

图 22　盆腔神经丛示意

　　盆丛（pelvic plexus）：腹下神经的远端部分位于腹膜下 2 ~ 4 cm 处，约行至第 3 骶椎高度，与同侧的盆内脏神经和骶神经节的节后纤维共同组成左、右下腹下丛，又称盆丛。盆丛位于直肠、精囊和前列腺（女性为子宫颈和阴道穹）的两侧，第 1 ~ 3 神经分支走行于膀胱壁的侧方和后方，并深入输尿管。盆丛的纤维随着髂内动脉的分支分别形成膀胱丛、前列腺丛、子宫阴道丛和直肠丛，分布于盆内脏器。这些神经负责阴茎勃起、膀胱逼尿肌收缩、阴道润滑和性欲唤醒等功能，同时与上腹下神经形成 Y 形连接。

　　（4）神经血管束（neurovascular bundle）：神经血管束位于覆盖前列腺的筋膜之间，由互相叠加的众多神经纤维组成，见图 23。传导交感神经信号到前列腺、精囊腺、海绵体和输精管的末端。上方分布到精囊、输精管及前列腺顶部，下方分布到阴茎海绵体及会阴部（女性沿远端输尿管和阴道两侧下行到会阴体部）。神经血管束以几乎包裹前列腺后面和外侧包膜表面的各种脂肪组织为依托，同样也以网状围绕精囊腺。前列腺的外形和大小也可以改变神经血管束，是一个扇形分布的血管神经网，与外尿道括约肌和盆底的复杂结构及功能有密切关系，损伤神经血管束可引起勃起、射精及分泌功能障碍等。

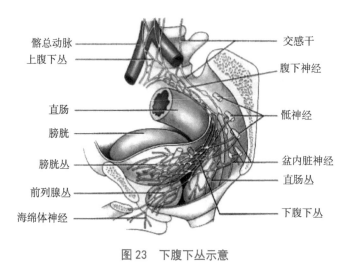

髂总动脉
上腹下丛
直肠
膀胱
膀胱丛
前列腺丛
海绵体神经

交感干
腹下神经
骶神经
盆内脏神经
直肠丛
下腹下丛

图 23 下腹下丛示意

保留盆腔自主神经的直肠癌根治手术（pelvic autonomic nerve preservation，PANP）应以根治性切除肿瘤为目的，并在此基础上尽可能保留盆腔自主神经。Sugihara 等将 PANP 手术分为 4 型。Ⅰ型：完全保留盆腔自主神经。Ⅱ型：切除腹下神经丛，保留双侧盆腔神经丛。Ⅲ型：切除腹下神经丛，保留一侧盆腔神经丛。

Ⅳ型：完全切除盆腔自主神经。PANP 手术指征：每一种 PANP 手术方式的确定都需要考虑风险因素，包括侧方淋巴结阳性和肿瘤所在部位与盆腔自主神经系统的关系。Ⅰ型 PANP 适用于侧方淋巴结风险低的、局限于肠壁内的肿瘤；Ⅱ型 PANP 适用于腹膜反折上、肿瘤穿透直肠壁、存在可疑淋巴结转移的直肠癌；Ⅲ型 PANP 适用于肿瘤邻近腹膜反折或腹膜反折下、穿透或累及单侧直肠壁，或存在可疑淋巴结转移的直肠癌，未累及的一侧可以保留盆腔自主神经；Ⅳ型 PANP 适用于需要进行双侧侧方淋巴结清扫的直肠癌。

PANP 与传统手术相比，对排尿功能和性功能的影响程度显著降低，患者生活质量明显提高，而局部复发率及长期存活率差异并无统计学意义。

手术中神经保护的关键要点：有研究者对 368 名外科医生进行问卷调查时发现，即使是进行了大量腹腔镜手术的外科医生，他们对术中相关神经的发现率依旧参差不齐。腹下神经发现率为 81.2%，下腹下丛为 43.5%，上腹下丛为 57.6%，泌尿生殖束为 31.8%，盆内脏神经仅为 12.9%。由此可见，术中对自主神经的保护势在必行。

（1）对上腹下丛及腹下神经的保护：在结扎肠系膜下动脉时，应距离动脉根部 1.5 ~ 2.0 cm，避免损伤在腹主动脉前方的上腹下丛神经纤维。术中避免用力钳夹肠系膜下动脉主干。腹下神经左主干距离血管鞘比右主干更近，更易被损伤。在剥离输尿管及生殖血管时，应注意保留 Gerota 筋膜，因为其中含有上腹下丛的神经纤维。在骶胛水平，乙状结肠系膜和直肠系膜渐变区域是骶丛和腹下神经易损伤区域，为避免进入错误的分离平面，手术操作区域应停留在骶前筋膜的前方。

（2）对下腹下丛的保护：直肠在侧方不必过分解剖，在直肠后方解剖已尽可能达到盆底时，侧韧带的解剖应已经完成。在适当的牵引和反牵引下，能够清楚地看到腹下神经在进入更深层次与盆神经丛相融合。因此，直肠系膜上附着的神经能够被分离下来，外科医生应避免使用手指去钩拉直肠侧方韧带或横向钳夹直肠，从而减少神经损伤的发生。

（3）对盆丛的保护：从前列腺、精囊和阴道旁剥离腹膜下方的直肠是损伤神经的高危区域。当直肠肿瘤位于直肠壁前方时，为保证手术切缘予以切除 Denonvilliers 筋膜（Denonvilliers' fascia，DVF）；当肿瘤位于直肠侧方或后方时，建议保留完整的直肠前列腺筋膜。然而，当遇到男性小骨盆、肿瘤巨大、老年人或新辅助治疗后的患者时，DVF 往往难以辨认，这会给术中神经保留带来不利的影响。进行经腹会阴联合直肠癌切除时，在 DVF 平面应小心阴部背神经，此神经对勃起和射精存在重要作用，当过度牵拉或灼烧出血时，大概率会导致此神经受到损伤。

在微创外科快速发展的今天，在实施直肠癌根治手术的同时，充分了解盆腔自主神经的解剖学概念，应用现代微创外科手术技术实现对患者骨盆自主神经的保留，是结直肠外科医师的重要必修课程，也是直肠癌外科手术规范化的重要体现。

23. 全直肠系膜切除术仍是直肠癌手术的"金标准"

直肠系膜是个外科概念，指盆腔筋膜脏层包裹直肠的脂肪、结缔组织及其血管和淋巴组织。直肠系膜从后方及两侧包绕直肠，对限制肿瘤的扩散有重要作用。Heald 曾把直肠系膜描述为"神圣平面"（holly plane），也有人把直肠系膜看作有完整包膜的囊（envelope）。直肠系膜的确有完整的包膜，而且与周围组织之间存在解剖间隙。术中在这个间隙内用电刀进行锐性分离，既能保证切除的完整性，又很少出血。术后直肠系膜内残存的淋巴和脂肪组织是直肠癌复发的主要来源，TME 手术是降低术后复发率的关键，也是中低位直肠癌根治术必须遵循的手术原则。TME 的手术原则：①直视下在骶前间隙中进行锐性分离；②保持盆筋膜脏层的完整无破损；③肿瘤远端直肠系膜的切除不得＜ 5 cm，肠管切除至少距肿瘤远端 2 cm。凡达不到上述要求者，均不能称作TME。与传统手术不同的是，TME 强调的是环绕剥离直肠系膜，包括直肠及肿瘤，并且要求环周切缘（circumferential resection margin，CRM）的完整性。CRM 定义为"腹膜外直肠周围的结缔组织的手术切缘"，所谓 CRM 阳性是指 CRM 包含瘤体、脉管癌

栓、淋巴结或癌结节，或者 CRM 距离上述组织＜ 2 mm。CRM
阳性是公认的术后复发的高危因素。此外，TME 对直肠侧韧带
采用锐性分离，避免了传统手术中钳夹、剪开、结扎的方式，有
利于骨盆神经丛的保护。TME 主要适用于不符合局部切除适应
证的 T_1、T_2 及 T_3 期且无远处转移的中低位直肠癌，癌肿未侵出
脏层筋膜，大多数适合低位前切除者基本上均适用 TME。

需要特别指出的是，TME 是一个手术理念，是直肠癌根
治术式中腹部操作的基本原则和前提。而低位前切除（low
anterior resection，LAR）、腹会阴联合切除（abdominal perineal
resection，APR）及适用于肛门外括约肌未受侵的 T_2 期以下的内
括约肌切除（intersphincteric resection，ISR）等，只是在 TME
的前提下，不同的肠道重建或细节操作方式。

对于低位直肠癌合并骨盆腔狭窄、肥胖等"困难骨盆"的
患者，传统 TME 手术较难显露远端直肠的系膜，越接近盆底手
术操作越困难。为了克服中低位直肠癌患者接受腹腔镜手术的
局限性，Sylla 等提出了将经肛门全直肠系膜切除（transanal total
mesorectal excision，TaTME）手术作为直肠癌外科治疗的新方法。
TaTME 采用"从下到上""从腔内到腔外"的游离方向，先在肿
瘤远端适当部位环形切开直肠壁全层，再到直肠壁外系膜组织。
尽管挪威有数据显示，TaTME 手术具有比传统腹腔镜手术更高
的局部复发率，但大部分学者认为局部复发率高可能与学习曲线

有关。近年来多项研究数据显示，TaTME 手术 2 年局部复发率可控制在 3.0% ~ 4.8%。2021 年国际 TaTME 注册协作组数据显示，2803 例 TaTME 手术患者 2 年局部复发率为 4.8%，其中男性、MRI 环周切缘受侵、病理分期Ⅲ期和术后病理环周切缘阳性是术后局部复发的独立危险因素。

COLOR Ⅲ研究是比较 TaTME 手术与腹腔镜 TME 手术治疗中低位直肠癌疗效的国际多中心随机对照研究，目前正在接受来自欧洲、北美洲、大洋洲、亚洲的中心入组研究，期待其研究结果为 TaTME 与 TME 之间的疗效差别给出答案。

24. 合理选择盆腔联合脏器切除

对于癌肿较大，侵及壁层筋膜或周围器官（膀胱、前列腺、精囊腺 / 子宫、阴道等）、骶骨（S_2 以下）的局部进展期（T_{4b} 期）或局部复发直肠癌患者，单纯的 TME 已经无法达到根治性切除目的，需行盆腔联合脏器切除甚至是骶尾骨切除。一些地区的外科医师常由于肿瘤较大、侵犯范围较广而放弃手术。近年来，大量的临床资料分析显示，直肠癌局限性生长的生物学特性明显，且直肠位于盆腔，其毗邻脏器多为与重要生命体征关系不大的器官，这使得联合脏器切除成为可能。

联合盆腔切除术是一种根治性手术，目的是治疗原发或复发的盆腔恶性肿瘤。完全或部分切除盆腔脏器、血管系统、肌肉系统、韧带或部分骨盆，可以使肿瘤得到最大限度的切除，从而提高 R_0 切除率。大范围的手术可能会以功能上的损害为代价。然而，未切除的晚期盆腔恶性肿瘤患者也可能因骨、肌肉或神经侵犯而遭受严重疼痛。随着对盆腔外科解剖学应用理解的加深和术前影像评价的精确，外科医生逐渐积累经验、增强技能，发展越来越激进的切除技术，从骨盆中央切除扩展到包括肌肉、神经、血管和骨结构在内的盆腔侧壁切除、高位骶骨切除、耻骨切除等。盆腔联合脏器切除手术的相对禁忌证和绝对禁忌证，现在的定义是安全达到 R_0 边缘的能力，而不是历史上的解剖或外科技术限制。

骶前复发是直肠癌局部复发的常见类型，占 15%～30%，唯一的治愈办法是行受累骶骨联合切除，对于能达到 R_0 切除的患者，5 年生存率则可达 35%～46%。复发肿瘤侵犯骶骨远端（S_3 水平或以下），联合骶骨切除已成为复发直肠癌的公认做法，并有多个系列报告良好的结果。但侵犯高位骶骨时，手术难度增加，高位骶骨切除术和骶骨神经 S_1～S_3 切除会导致膀胱和肠的神经功能障碍。骶骨受累达到或超过 S_2 水平，过去被认为是手术切除的禁忌证，而现在正在改变。高位骶骨切除和低位骶骨切除具有相似的生存获益，骶骨切除水平对 R_0 切除并没有影响。Bhangu 等的研究发现尽管腹骶联合切除提高了患者总生存率，但 S_1～S_2 切除相对于 S_3 和 S_4～S_5 切除来说，并发症发生率更高，并发症发生率分别为 60%、27% 和 29%。

骨盆外侧侵犯手术切除难度高，靠近骨性骨盆和主要神经血管结构，实现完整地切除和阴性的切缘在技术上是一个挑战。因此，侧方复发型预后较差。Austin 等报道了一种整体切除骨盆侧壁结构的新方法，该技术可以完整切除骨盆侧壁结构，包括髂内血管、梨状肌和闭孔内肌、坐骨、骶结节韧带和骶棘韧带。盆腔侧壁切除手术长期随访结果显示，在 100 例接受手术的复发性直肠癌患者中，有 62% 达到 R_0 切除，中位总生存时间和无病生存时间分别为 41 个月和 27 个月，1 年、3 年、5 年生存率分别为 86%、46% 和 35%；然而，这种广泛的侧壁切除手术并发症发生率高，82% 的患者出现术后并发症，脓毒症是最常见的术后并发症，发生率约 50%。在联合髂血管切除的患者中，超过 50% 的患者报告了与血管相关的并发症，其中 24% 需要再次手术治疗。涉及坐骨或股神经的晚期盆腔肿瘤传统上被认为是不可手术的，主要原因是 R_0 切除率低，以及担心切除神经后功能和生活质量受损。但是，Brown 等的研究发现，在扩大的盆腔根治性切除术中，可以施行整体坐骨神经和股神经切除术，65% 的患者达到 R_0 切除，5 年总生存率为 55%，并发症发生率为 63%，术后 1 年时总体生活质量水平恢复到术前水平。与其他复发部位相比，侧方复发患者的预后较差，这反映了由于骨盆骨骼的局限性，使得侧方 R_0 切除的范围有限。更彻底地髂血管整体切除可改善未来侧方复发的结果。

复发肿瘤向前侧侵犯泌尿生殖器官，联合泌尿生殖器官切除是唯一的选择。对于肿瘤侵犯耻骨，需要整块或部分切除耻骨。Austin 等报道的 29 例盆腔肿瘤（11 例复发性直肠癌）患者（62%接受部分耻骨切除，38% 接受完整耻骨切除）证实了在盆腔脏器扩大切除环境下根治性耻骨切除的可行性，其中 76% 的患者实现 R_0 切除，总生存率为 53%。中位手术时间为 10.5 小时，中位失血量为 2971 mL，术后并发症发生率为 70%。耻骨根治性切除术可能会导致很高的发病率，但是，这是复发肿瘤侵犯耻骨患者的潜在治疗选择。

完整切除复发病灶对于提高局部控制率和长期生存率是至关重要的。然而，广泛的切除手术与相当高的并发症发生率和死亡率同时存在，导致这种方式只适合部分患者。不可否认的是，超级根治性手术为越来越多的局部晚期患者提供了长久的生存机会。外科技术的目标应该是达到最佳的肿瘤控制，同时保持功能和生活质量。要达到阴性切缘通常需要扩大切除，从而牺牲肌肉骨骼血管神经组织、泌尿生殖和妇科器官，导致并发症发生率增加，对患者的生活质量造成负面影响，表现为生活质量分数的降低和长期疼痛症状的出现。因此，外科医生必须与患者坦诚讨论手术切除的范围以及预期的功能和肿瘤的预后。

25. 局部进展期直肠癌应该接受新辅助治疗

局部进展期直肠癌（locally rectal cancer，LARC）指病理检查或影像学检查发现原发肿瘤侵出肠壁肌层至周围组织、真骨盆范围内出现淋巴结转移而无远处转移的距肛缘 12 cm 以内的直肠癌。该定义既包括了预后较好的 $cT_3N_0M_0$ Ⅱ 期患者，也含有预后较差的 $cT_3/T_4N_+M_0$ Ⅲ 期患者。局部进展期这一概念能够准确地反映肿瘤进展程度，为制定准确规范的临床治疗方案提供了参考依据。根据 CSCO 结直肠癌诊疗指南，推荐局部进展期直肠癌术前应接受新辅助治疗（表 1），大量研究表明，新辅助治疗能够显著提高手术切除率和保肛率，延长患者无病生存时间。

表 1 局部进展期直肠癌的治疗策略

分期	分层	基本策略	可选策略
cT_3N_0	上段直肠或有腹膜覆盖的中段直肠	同步放化疗 [a]+ 经腹切除 [b]+ 辅助化疗 [c]	短程放疗 [d]+ 经腹切除 [b]+ 辅助化疗 [c] 或经腹切除 [b]+/- 辅助治疗 [c,e,f]
	下段直肠或无腹膜覆盖的中段直肠	同步放化疗 [a]+ 经腹切除 [b]+ 辅助化疗 [c]	短程放疗 [c]+ 经腹切除 [b]+ 辅助化疗 [c]
cT_4，任何 N 或任何 cT，$N_{1\sim2}$ 或局部不可切除	无	同步放化疗 [a]+ 经腹切除 [b]+ 辅助化疗 [c]	化疗 [g]+ 同步放化疗 [a]+ 经腹切除 [b]+/- 化疗 [h]
存在无法手术切除的医学因素	cT_3，T_4 或 N_+	同步放化疗 [a]+ 经腹切除 [b]+ 辅助化疗 [c]	化疗 [g]+ 同步放化疗 [a]+ 经腹切除 [b]+/- 化疗 [h]
	cT_1，T_2N_0	同步放化疗 [a]+/- 经腹切除 [b]+ 随访	短程放疗 [d]+/- 经腹切除 [b]+/- 化疗 [c,e]

中国医学临床百家

（续表）

分期	分层	基本策略	可选策略
cT_3，$_4N_0$/任何 T，N_+，存在综合治疗禁忌或其他原因未行术前放疗者	经腹切除 $pT_{1\sim2}N_0$	观察	N/A
	经腹切除 $pT_{3\sim4}N_0$ 或任何 pT，$N_{1\sim2}$	再评估：辅助化疗[e]1~2疗程+辅助放化疗[a]+辅助化疗[c]6~7疗程	再评估[i]：辅助放化疗[a]（长程放疗）+辅助化疗[c]

注：a. 术前同步放化疗 + 手术 + 辅助化疗的治疗策略仍是中低位局部晚期直肠癌（Ⅱ、Ⅲ期）的标准治疗策略。不建议临床试验以外直肠癌放疗同时应用奥沙利铂、伊利替康、贝伐单抗、西妥昔单抗或帕尼单抗。

b. 长程放疗后等待 5~12 周的间歇期再进行手术治疗，以便患者能从术前放疗毒性中恢复。

c. 术后辅助化疗依据分期不同进行。

d. 建议多学科讨论是否选择放疗，主要考虑起降期的必要性和可能的长期毒性反应。短程放疗的方案为 5×5 Gy，每天一次，每次 5 Gy，共 5 天，连续照射，建议行 3D-CRT 或 IMRT 技术。放疗后 1 周内进行根治性手术，不推荐同期应用化疗药物，包括靶向药物。

e. 辅助治疗根据术后病理判断，如果为 T_1N_0 或 T_2N_0，则无须辅助化疗。所有接受术前辅助治疗的患者，均应接受术后治疗，总的原则为 6 个月的疗程。

f. 考虑到放疗带来的毒性，对于局部复发低风险的患者可采用手术 + 辅助化疗的治疗方案。

g. 术前化疗 + 放疗 + 手术的治疗策略来自少数 Ⅱ 期或回顾性研究，可以作为一种治疗选择，目前首选治疗仍是术前同步放化疗 + 手术 + 辅助化疗的策略。术前化疗方案同辅助化疗。

h. 如果存在手术禁忌，推荐行有效的化疗方案进行化疗，但是不推荐使用 Folfoxiri 方案。而术后总的辅助治疗疗程为 6 个月。

i. 再次评估，如果可以接受综合治疗，则进行辅助治疗，总的辅助治疗的疗程包括化疗和放疗不超过 6 个月。术后辅助治疗建议 8 周内进行，而术后辅助放疗开始时间建议不超过 12 周。

引自：中国临床肿瘤学会指南工作委员会. CSCO 结直肠癌诊疗指南（2020）. 北京：人民卫生出版社，2020.

新辅助治疗又称术前辅助治疗，主要包括新辅助化疗、新辅助放疗和新辅助放化疗(neoadjuvant chemoradiotherapy, nCRT)。NCCN 2007 年首次提出新辅助治疗的概念，NCCN 2011 年直肠癌指南指出：直肠癌术前同步放化疗加全直肠系膜切除术加全身化疗是首选标准治疗方案，其具有以下优点：①在对肿瘤患者进行外科手术前，给予放疗和化疗可使原发肿瘤缩小，从而将不可切除的肿瘤转变成可切除的病变，进而提高外科手术 R_0 切除的成功率。因术后小肠粘连于盆腔，术前放疗可保护小肠免受放射性损伤。②未接受治疗的手术区域组织含氧量高，可提高放疗的敏感性，一些同步化疗药物可以起到放疗增敏作用。切除受照射肠段，可增加未受照射的、健康的结肠进行吻合的可能性。nCRT 的毒性特别是放疗的毒性反应较低，患者耐受性较好。③部分低位直肠癌患者有强烈的保肛意愿，无法接受需要永久造瘘的腹会阴联合切除手术（Miles），通过新辅助治疗使肿瘤缩小降期可以提高保肛率。在德国 CAO/ARO/AIO-94 临床试验中，194 例被外科医生检查认为不能保肛的患者经过新辅助治疗实际保肛率为 39%，比先手术再化疗的保肛率（19%）高。另外，二者的总生存率（76% *vs.* 74%）和无病生存率（68% *vs.* 65%）并无差别。④新辅助治疗后，15% ~ 20% 的患者能够获得 cCR（临床完全缓解），表现为直肠指诊未触及明确肿物，肠壁柔软，结肠内镜未见明确肿瘤残留，原肿瘤区域可仅见黏膜白斑和（或）毛细血管扩张，盆腔 MRI 未见残存肿瘤或淋巴结。针对这部分患者，是否需要继续行 TME 根治性手术，Habr-Gama 等提出非手术治疗临床观察策略，即等待观察策略（wait-and-see），该策略认为经过严密检查和随访达到 cCR 的患者可以通过密切观察措施来进行相应处理，这避免了手术治疗给患者带来的痛苦和创伤。2011 年，Mass Md 等在 *Journal of Clinical Oncology* 发表的一项前瞻性非 RCT 试验引起了广泛关注，该研究入组患者共 192 例，给予 50.4 Gy 多分割小剂量放疗方案（28 × 1.8 Gy）同步吉西他滨化疗，nCRT 后 6 ~ 8 周经 MRI 和内镜评估，cCR 为 11%，有 21 例患者进入等待观察组，随访 25 个月后，只有 1 例患者出现局部复发，经再次内镜下补救切除后获得根治，其余患者均无病生存，2 年 OS 和无病生存期（disease free survival，DFS）分别为 100% 和 89%。对照组虽无局部复发，但有 1 例患者死于造口还纳并发症，2 年的 OS 和 DFS 分别为 91% 和 93%。由于研究病例较少，随访时间较短，在局部复发和远期生存方面该研究尚缺乏说服力。目前更多的大样本研究也得出了相似结论，与新辅助治疗后接受手术的患者相比，两者在远处转移率方面相当，在无病生存率及总生存率方面无统计学差异，且等待观察组中多数局部复发患者可以进行补充切除。

全程新辅助治疗（total neoadjuvant therapy，TNT）是指将直肠癌辅助化疗提至术前，最开始通过在术前放化疗结束后及外科手术开始前这段时间进行"间歇期化疗"是 TNT 的雏形。随着间歇期巩固化疗次数的逐渐增多，全程新辅助治疗组中达到临床完全缓解并且采用非手术治疗的患者比例明显增高，从而使器官功能得到保留，但是其能否真正改善患者预后还需要进一步数据支撑。一项前瞻性多中心的 II 期研究，延长了化学放射与手术之间的间隔，并在等待期内实施了额外的化疗。259 例局部进展期直肠癌患者被随机分配至 4 个治疗组，第 1 组为传统新辅助治疗，其余 3 组在放化疗与手术间隔中分别进行 2 个周期、4 个周期、6 个周期的 FOLFOX 方案化疗，最后 4 组患者的病理完全缓解率之比为 18%∶25%∶30%∶38%。目前逐渐从放化疗之后的巩固化疗向放疗之前的诱导化疗过渡，对于高危的淋巴结阳性或大瘤体的患者，诱导化疗效果更佳。肿瘤对于化疗药物的敏感程度更容易被监测。一项对在 MSKCC 接受治疗的 628 例局部晚期直肠癌患者研究中，320 例患者接受传统新辅助治疗后行 TME 手术（即传统新辅助治疗组），308 例患者行 8 个周期 FOLFOX 方案的诱导化疗后先行放化疗再行 TME 手术（即全程新辅助治疗组），结果表明，全程新辅助治疗组与传统新辅助治疗组的完全缓解率（临床完全缓解与病理完全缓解之和）之比为 37%∶22%，但两组的远处转移率无统计学差异。

目前免疫治疗已在 MSI-H 和 dMMR 晚期结直肠癌患者中取得优异疗效，其已从晚期疾病的后线治疗跃升为一线治疗，成为越来越受关注的重要治疗方案，越来越多的研究者尝试将免疫治疗用于早期结直肠癌的新辅助治疗，即新辅助免疫治疗。dMMR 早期结直肠癌患者可从新辅助免疫治疗中获益；MSI-H 患者接受新辅助免疫治疗后可获得高 pCR，缩小手术范围；MSI-H LARC 患者经新辅助免疫治疗后可免除放化疗甚至手术。但目前新辅助免疫治疗仍处于临床探索阶段，仍需更多的大样本临床试验证据支持。

26. 腹会阴联合切除术的热点问题

肛提肌主要由髂骨尾骨肌、耻骨尾骨肌、耻骨直肠肌构成，后方尾骨肌也参与维持盆底结构。事实上，近年来文献中所叙述的"肛提肌"主要是指髂骨尾骨肌。在有关 Cylindrical APR 或 ELAPE 的论文描述中，腹部操作是"沿 TME 间隙到达肛提肌止点后，停止游离"；在折刀位或侧卧位下离断尾骨，被认为有利于暴露髂骨尾骨肌在闭孔内肌上的止点。我国学者在一项临床试验中验证了这种操作的疗效，在骨盆条件较好的情况下，也可使用腹腔镜经腹完全离断髂骨尾骨肌。此外，腹会阴联合切除术（abdominoperineal resection，APR）重要的切除范围是坐骨直肠窝的脂肪组织。在复发肛管癌、高侵袭度低位直肠癌中，这一区域容易受侵，患者通常伴有会阴部疼痛等症状。纪念斯隆－凯特琳癌症中心（Memorial Sloan-Kettering Cancer Center）在实践中，将 APR 定义为 3 种：肛提肌内 APR（Intra-levator APR）、ELAPE、坐骨直肠窝切除 APR（Miles/Ischiorectal APR）。一些 Cylindrical APR 或 ELAPE 报道中提到部分病例需要皮瓣、生物补片修补，实际是因为切除范围已远超肛提肌的范围，达到了 Miles 或 Ischiorectal APR 的范围，这可能是过度治疗。关于盆底重建，Holm 认为只有对于尾骨、坐骨直肠窝脂肪的扩大切除，皮瓣修复才是必要的；ELAPE 不是皮瓣、补片修补的绝对适应证。Holm 认为 APR 分类还有一种"内括约肌切除 APR"，相当于不进行吻合的 ISR。这一术式没有被广泛接受，因为保留外括约肌往往导致术后出现会阴收缩、疼痛等症状，而从操作角度并没有带来便利。前壁肿瘤的 R_0 切除更具挑战性：后侧肌群的扩大切除，对提高前壁肿瘤的根治度益处很小。肛提肌的前方成分如耻骨尾骨肌、耻骨直肠肌，在 APR 术中是不可能被完全切除的。在男性患者，医师可对双侧耻骨直肠肌的肌束、双侧前列腺下缘的神经束进行不同程度的切除，有可能降低 CRM 阳性率。综上所述，ELAPE 比 Cylindrical APR 的概念更精确，强调了层次是"肛提肌之外"。Miles APR 切除范围要大于 ELAPE，更适用于侵犯坐骨直肠窝组织的肿瘤。Intra-levator APR 有一定的适应证，利于减小会阴切除范围、促进切口愈合。

在实施 APR 时，外科医师不必过度追求切除范围的对称性，而应参考术前影像提示的肿瘤象限，合理选择切除范围。上述 3 种 APR 的亚型，可以在同一例患者的手术中共存，尽量保留正常组织促进会阴愈合。新辅助治疗后、术前的高品质 MRI 检查是不可缺少的，其意义在于提前制定方案，避免术中出现与决策相关的操作失误。如果预判到 APR 手术可能形成较大的盆腔或会阴缺损，整形修复科的会诊和皮瓣设计是必要的。对于 T_{4b} 期的中段直肠癌，APR 是基本的手术单元，可衍生出多种术式。对于男性患者，如果前壁肿瘤侵犯精囊腺，但前列腺、膀胱三角未受侵犯，可考虑行 APR+ 精囊腺的整块切除。Saito 等还报道了保留膀胱的盆腔脏器切除，但这类病例通常需要严格筛选。对于女性患者，阴道后壁、侧壁是癌肿前方浸润的天然屏障，APR 合并阴道后壁切除是成熟、安全的手术方式。值得注意的是，对于前侧壁低位直肠肿瘤，宫旁组织或阴道旁组织作为侧方 CRM 边界应保证整块切除。手术的要点在于离断髂内动静脉各分支，将闭孔内肌内侧的组织全部清除。

腹部会阴切除术后大面积会阴缺损会导致会阴伤口并发症，如会阴脓肿、伤口裂开、慢性瘘管和窦道，使住院时间延长。盆腔肌肉直接缝合导致严重并发症的发生率高达 57%。肌皮瓣有助于降低这一比率（16% ~ 46%），但它们会产生皮瓣相关并发症；同时也需要一个专门的有经验的重建手术团队。自 2010 年初以来，生物补片的使用改善了愈合过程。然而，结果仍然是可变的，最近一项比较直接闭合和补片闭合的随机对照研究显示，1 年的发病率没有显著差异。

由于研究的人群规模小、研究的异质性及不同机构重建外科医生的数据和经验不同，皮瓣和补片闭合策略的有效性仍不确定。系统综述已证实腹直肌皮瓣在减少非广泛会阴切除的主要并发症方面的贡献。同样，生物假体为盆腔重建提供了一种选择，特别是在腹腔镜重建的情况下，可以避免腹壁手术。对于盆腔切除术后广泛的会阴缺损，需要选择合适的盆底重建方式。

结直肠癌的内科治疗

27. 微卫星不稳定性影响治疗方案的选择

微卫星（microsatellite，MS）是指在人类基因组中广泛分布的 2～6 个重复碱基序列，也被称为短串联重复序列。微卫星不稳定性（MSI）是指肿瘤中由于 DNA 发生甲基化或者基因产生突变等导致 DNA 错配修复基因缺失（dMMR），进而导致微卫星短串联重复序列插入或缺失，最终造成微卫星长度产生变化，并出现新的微卫星等位基因的分子现象。在临床上 MSI 的检测是针对结直肠癌进行分子分型诊断的前提条件，近年来，微卫星不稳定状态在结直肠癌的预后判断及化疗效果预测等方面发挥着非常重要的作用。

微卫星高度不稳定（MSI-H）结直肠癌约占所有结直肠癌患者的 10%～15%，而晚期患者中 MSI-H 人群仅占 5%。既往研究显示，早中期 MSI-H 结直肠癌预后较好，但晚期患者预后差，对化疗不敏感。5- 氟尿嘧啶（5-FU）是目前结直肠癌辅助治疗的重要药物。从 2003 年开始，国际上开始出现多个关于 MSI 预测结直肠癌化疗敏感性的临床研究。结果表明，Ⅱ、Ⅲ期结直肠癌中 MSI-H 分子分型的患者比微卫星稳定（MSS）分子分型的患者对 5-FU 的辅助化疗反应更差。其中 Sargent 等研究者分别收集 MSI-H 状态下的 Ⅱ、Ⅲ期结直肠癌患者并进行了临床预后分析，结果显示，接受过以 5-FU 为基础的辅助治疗方案的 Ⅱ期 MSI-H 结直肠癌患者与仅接受手术治疗的患者相比，其生存率更低。MOSAIC 研究的十年临床随访数据表明，在处于 TNM Ⅱ期和Ⅲ期的结直肠癌患者中，dMMR 取代 *BRAF* 基因突变成为结直肠癌的一项重要独立预后因素。并且在结直肠癌中，具有 dMMR 或者 *BRAF* 突变的Ⅲ期结直肠癌患者，是可以从 FOLFOX 化疗方案的辅助治疗中得到获益的。早期 CRC 中 MSI 状态预测化疗有效性的研究很多，结果显示 dMMR 患者在 5-FU 化疗中缺少获益。临床前数据显示 dMMR 状态与 5-FU 耐药有关；Ribic 的 Meta 分析显示，Ⅱ、Ⅲ期结肠癌患者随机接受 5-FU+ 亚叶酸和单独手术治疗，单独手术的 dMMR CRC 患者生存更优，化疗患者无获益。上述结果在其他研究中进一步得到证实，尤其是Ⅱ期 dMMR 患者甚至总生存时间因化疗而减少。因此，基于以上多个临床研究试验的结论，结直肠癌 NCCN 指南提出在判断具有高危风险因子的 II 期结直肠癌患者是否有必要进行 5-FU 相关辅助治疗时，应排除 MSI-H 这类分子分型的群体。

MSI-H 转移性结直肠癌对免疫检查点抑制剂治疗的响应良好。MSI-H 肿瘤含有的丰富的新抗原可诱发免疫反应。有关临床研究结果显示，免疫治疗对 MSI-H 结直肠癌的疗效和耐受性均良好。KEYNOTE-016 研究显示，经标准治疗失败的 mCRC 中，dMMR 或 MSI-H 患者在使用 PD-1 后，客观缓解率高达 40%；而错配修复正常患者在使用 PD-1 后无一例有效。CheckMate-142 研究证实 dMMR 或 MSI-H 人群是 PD-1 单抗免疫治疗获益的优势人群。由此可见，只有 MSI-H 或 dMMR 患者才可能从 PD-1 单抗治疗中获益。

28. *KRAS* 和 *BRAF* 突变对化疗效果影响大

结肠癌的分子分型对其预后判断及治疗决策越来越重要。目前临床上比较常用的分子靶标主要包括 KRAS、BRAF、MSI、CIMP 等。肿瘤的异质性是影响化疗效果最重要的分子病理因素，也是所有恶性肿瘤常见的特征之一，主要是指由于肿瘤细胞的多次分裂增生，其子代细胞呈现出不同的分子生物学特征或者基因遗传变化，导致肿瘤细胞在生长、转移和化疗敏感性等方面出现了显著的改变。肿瘤的异质性主要表现在基因突变、基因扩增与缺失、基因表达谱变化及基因编码蛋白的改变等。不同的基因突变体可以在不同的组织学肿瘤分型中检测到，其中 *KRAS* 基因突变和 *BRAF* 基因突变是结直肠癌中 2 种最常见的突变类型。在 *KRAS* 突变型结直肠癌中，由于 RAS 蛋白能够在不依靠上游 EGFR 信号传导的情况下持续激活，因而对西妥昔单抗药物治疗极其不敏感，最终导致肿瘤不可控制地持续生长。目前临床上已有多个临床试验专门针对 *KRAS* 基因突变状态对西妥昔单抗治疗效果的影响进行了评估。Bokemeyer 等进行的 OPUS 研究在使用西妥昔单抗联合 FOLFOX4 一线治疗转移性结直肠癌的过程中，分析了 *KRAS* 基因突变与化疗效果之间的关系，发现 *KRAS* 野生型患者和突变型患者的无进展生存期（progression free survival，PFS）和客观有效率（objective response rate，ORR）均得到了明显获益。Tejpar 等分析 EV-EREST 研究后发现，针对伊立替康首次化疗失败的结直肠癌患者加用西妥昔单抗，对于 *KRAS* 突变型患者不论是采取标准剂量治疗方案还是剂量逐渐递增的治疗方案，均显示无效。Tol 等检测分析了 *KRAS* 和 *BRAF* 基因在 516 例结直肠癌患者中的突变情况，结果发现 *BRAF* 和 *KRAS* 两者在结直肠癌中的突变存在相互排斥的情况，并且 *BRAF* 突变的结直肠癌患者与野生型患者相比，其 PFS 和 OS 明显更短。Cremolini 等在对经过伊立替康治疗产生耐药的转移性结直肠癌患者使用西妥昔单抗治疗后分别检测了 86 例患者的 *KRAS* 和 *BRAF V600E* 突变状态，结果表明，*KRAS* 野生型但 *BRAF* 突变型患者的疾病无进展生存期和总生存期都比较短。同样，Fornaro 等应用西妥昔单抗联合伊立替康治疗单用伊立替康化疗失败的转移性结直肠癌老年患者，结果发现，30 例 *KRAS* 或 *BRAF* 突变患者的化疗有效率和中位 PFS 比 22 例 *KRAS* 和 *BRAF* 野生型患者明显缩短。综上所述，*KRAS* 和 *BRAF* 基因突变是预测转移性结直肠癌患者化疗敏感性和生存预后的重要分子病理因素。

29. ERBB2 阳性结直肠癌的诊疗及预后影响不容忽视

（1）ERBB 受体的生物学特征

ERBB2 蛋白（以前称 HER2）由 *ERBB2* 基因编码，属于 ERBB 受体酪氨酸激酶家族，该家族还包括 ERBB1（EGFR）、ERBB3 和 ERBB4。所有的 ERBB 受体都由胞外区、跨膜区和胞内酪氨酸激酶区组成。EGFR、ERBB3 和 ERBB4 受体通过与胞外区的配体结合而激活，从而促进受体的构象变化，随后发生了二聚化。ERBB3 受体由于激酶活性受损需要二聚化才能发出信号，而 EGFR 和 ERBB4 在配体结合过程中经历转磷酸化，即可向下游信号转导。ERBB2 蛋白没有已知的配体，但它是其他 ERBB 家族受体首选的二聚化蛋白。ERBB2 的同二聚化或异二聚化导致多种信号级联反应的激活，包括肾素 - 血管紧张素系统（renin-angiotensin-system，RAS）- 快速加速纤维肉瘤（rapidly accelerated fibrosarcoma，RAF）- 分裂原活化蛋白激酶（mitogen-activated protein kinase，MEK）、磷脂酰肌醇 -3- 激酶 / 蛋白激酶 B（phosphoinositide 3-kinase/protein kinase B，PI3K/Akt）等。这些信号通路激活导致细胞增殖、凋亡抑制、转移。在乳腺癌、食管癌和结直肠癌中，*ERBB2* 基因的扩增导致 ERBB2 过表达，信号通路结构性激活，从而导致细胞增殖失调。RNA 干扰敲除 ERBB2 可以抑制人结直肠癌细胞系的集落形成和细胞迁移。由此表明，抗 ERBB2 治疗是 ERBB2 阳性转移性结直肠癌患者的一个有前途的临床靶点。

（2）ERBB 阳性结直肠癌的特点

目前研究表明 ERBB2 过表达的结直肠癌多见于左半结肠及直肠。对 1730 例结直肠癌患者的回顾性分析发现，ERBB2 扩增 / 高表达的发生率从右半结肠到左半结肠再到直肠越来越高。除与原发肿瘤位置有关外，ERBB2 扩增还可能影响转移的部位。在乳腺癌中，ERBB2 阳性与中枢神经系统转移密切相关。同样有研究表明，在结直肠癌中 ERBB2 扩增也与中枢神经系统转移的发生率增加相关，Tan RYC 等发现脑转移的结直肠癌患者约 20% 合并 *ERBB2* 基因扩增，远高于无脑转移的患者。

在大约 14% 的病例中，结直肠癌原发灶和转移灶之间 ERBB2 过表达情况并不一致，由此引起了对有效治疗异质性转移灶的关注。这些发现表明，对于转移性结直肠癌，即使原发灶为 ERBB2 阴性，也应对转移灶进行生物标志物检测。此外，已经观察到 ERBB2 阳性的转移性结直肠癌在抗 ERBB2 治疗下 ERBB2 状态会出现动态演变，并导致二次耐药。

（3）结直肠癌 ERBB2 的检测

在乳腺癌和胃癌中，检测 ERBB2 阳性的标准方法是免疫组织化学（immunohistochemistry，IHC）和荧光原位杂交技术（fluorescence in situ hybridization，FISH）。当通过 IHC 评估 ERBB2 过表达时，细胞染色强度分为 4 个等级，IHC3+ 被认为是 ERBB2 阳性。对于 IHC 结果不明确的病例，必须急行 FISH 检测，以鉴别肿瘤是 ERBB2 阳性还是 ERBB2 阴性。

在评估乳腺癌和胃癌的 ERBB2 阳性的标准基础上，对结直肠癌 ERBB 阳性标准进行了修改和定制，形成了 HERACLES 诊断标准。Valtorta 等对结肠癌组织标本进行 ERBB2 免疫组化及 FISH 检测，发现结直肠癌 ERBB2 表达同质性较高，绝大部分 ERBB2 阳性患者均有超过 50% 的肿瘤细胞表现为 ERBB2 扩增。因此本研究将免疫组化大于 50% 肿瘤细胞 ERBB2 表达 3+、ERBB2 免疫组化 2+，且 50% 肿瘤细胞 ERBB2/CEP17 ≥ 2 的结直肠癌定义为 ERBB2 阳性，即 HERACLES 标准。

下一代测序（next-generation sequencing，NGS）使用单一的检测方法同时检测多种生物标志物的改变，而 IHC 或 FISH 染色方案是针对单一生物标志物的，需要组织样本进行连续或重复检测。NGS 能以更有效的方式识别多种基因组改变，包括 ERBB2 扩增。一项对 102 例确诊为 ERBB2 扩增的结直肠癌患者的研究表明，IHC 和 NGS 在识别 ERBB2 阳性肿瘤方面的一致性为 92%，在认为有疑点的病例为阳性时，一致性增加到 99%。

随着液体活检技术的不断成熟，多项研究探索了液体活检在评估结直肠癌 ERBB2 状态中的价值。有研究应用二代测序方法对 HERACLES 研究队列患者 ctDNA ERBB2 拷贝数进行检测发现，超过 96% 的患者能够通过液体活检被筛选出来，并且校正后的血浆 ERBB2 拷贝数与组织学 ERBB2 拷贝数具有明显的相关性。虽然目前组织学检测仍是判断 ERBB2 阳性的"金标准"，但液体活检能够实时反映肿瘤变异状态并且同时检测多基因突变，以后有望成为筛选结直肠癌 ERBB2 阳性人群的新手段。

（4）ERBB2 阳性患者的治疗选择

1）ERBB2 靶向治疗

ERBB2 扩增对结直肠癌的预后影响目前仍有争议。已有研究表明，与乳腺癌及胃癌类似，ERBB2 扩增的结直肠癌侵袭性更强、预后更差。目前有多种针对 ERBB2 的治疗方法，包括单克隆抗体、抗体－药物偶联物（antibody-drug conjugate，ADC）和酪氨酸激酶抑制剂（tyrosine kinase inhibitors，TKI），但迄今为止，还没有任何一种疗法被批准用于结直肠癌患者。靶向 ERBB2 的单克隆抗体，包括曲妥珠单抗和帕妥珠单抗，通过与受体的细胞外结构域结合来抑制二聚体形成，并促进抗体依赖的细胞毒性作用。针对 ERBB2 的 ADC 药物 [曲妥珠单抗恩坦辛（T-DM1）和曲妥珠单抗德鲁替康（T-DXd）] 含有曲妥珠单抗，并分别与一种微管抑制剂或拓扑异构酶抑制剂共价连接。当曲妥珠单抗分子与 ERBB2 结合时，ADC 被内化入细胞，经溶酶体降解释放出细胞毒性药物，导致细胞凋亡。TKI 拉帕替尼、吡咯替尼、图卡替尼、来那替尼等通过抑制细胞内酪氨酸激酶域和 ERBB2 受体的磷酸化，从而降低肿瘤细胞的生长。

2）曲妥珠单抗与 TKI 联合使用

许多 ERBB2 靶向药物临床试验正在评估其治疗 ERBB2 阳性转移性结直肠癌的疗效。一项 II 期临床试验对曲妥珠单抗与伊立替康联合治疗 ERBB2 阳性转移性结直肠癌患者进行了初步评估，得到了令人鼓舞的结果。在 HERACLES-A 研究中，27 例 ERBB2 阳性晚期肠癌患者接受曲妥珠单抗联合拉帕替尼治疗，ORR 达到 28%，疾病控制率（disease control rate，DCR）为 74%，中位 PFS 为 4.7 个月。联合治疗耐受性良好，大多数不良事件为 1～2 级。多中心、单臂二期临床研究 MOUNTAINEER 研究表明，图卡替尼联合曲妥珠单抗治疗 RAS 野生型 ERBB2 阳性晚期结直肠癌患者，23 例患者 ORR 为 52%，中位无进展生存期和总生存期分别达到了 8.1 个月和 18.7 个月。我国一项多中心 II 期研究的初步结果显示，ERBB2/EGFR 特异性 TKI 吡咯替尼联合曲妥珠单抗治疗 ERBB2 阳性转移性结直肠癌患者具有令人鼓舞的活性。共18 例患者纳入研究，所有患者的 ORR 为 22%，DCR 为 61%；*RAS* 野生型患者 ORR 为 33%，DCR 为 83%。目前一项多中心、三队列的 Ⅱ 期试验（NSABP FC-11）正在进行中，该研究将招募 *KRAS/NRAS/BRAF/PIK3CA* 野生型 ERBB2 扩增的转移性结直肠癌患者，并比较曲妥珠单抗加来那替尼与西妥昔单抗加来那替尼的疗效。

3）曲妥珠单抗联合帕妥珠单抗

一些研究正在探索通过两种 ERBB2 单克隆抗体来双重抑制 ERBB2 的疗效。在应用帕妥珠单抗联合曲妥珠单抗的 Ⅱa 期 MyPathway 篮子研究中，57 例 ERBB2 阳性的晚期结直肠癌患者的 ORR 为 32%，中位无进展生存期为 2.9 个月。*KRAS* 野生型和突变型肿瘤患者的 ORR 分别为 40% 和 8%，表明 KRAS 状态与抗 ERBB2 疗效相关。Ⅱ 期临床试验 TRIUMPH 研究招募在组织或 ctDNA 检测到 *RAS* 野生型且 ERBB2 扩增的晚期结直肠癌患者。27 例组织检测为 ERBB2 阳性的患者 ORR 为 30%，25 例 ctDNA 检测 ERBB2 阳性的患者 ORR 为 28%，两组中位无进展生存期分别为 4.0 个月和 3.1 个月。

4）抗体 - 药物偶联物

ADC 在 ERBB2 阳性晚期结直肠癌治疗中显示出良好的前

景。HERACLES-B 试验评估了帕妥珠单抗联合 T-DM1 治疗标准治疗失败的 ERBB2 阳性晚期结直肠癌的疗效。其 ORR 为 10%，DCR 为 77%，中位无进展生存期为 4.1 个月。虽然 ORR 没有达到研究的主要终点，但无进展生存期和 DCR 与 HERACLES-A、Mypathway 研究的治疗结果相当。并且帕妥珠单抗联合 T-DM1 方案安全性良好。多中心 Ⅱ 期 DESTINY-CRC01 研究中，78 例 RAS/BRAF 野生型二线及以上治疗失败的晚期结直肠癌患者接受 T-DXd 单药治疗，根据 ERBB2 的 IHC 表达及 FISH 扩增水平分为 3 个队列，队列 A 为 IHC 3+ 或 IHC 2+/ISH 扩增，队列 B 为 IHC 2+/ISH 无扩增，队列 C 为 IHC 1+，其中队列 A 患者 ORR 达到 45.3%，IHC 3+ 患者 ORR 为 57.5%，IHC 2+/ISH 扩增患者 ORR 为 7.7%。而队列 B 及队列 C 均未观察到有效患者。队列 A 患者中位无进展生存期为 6.9 个月，中位总生存期为 15.5 个月。在队列 B 中，中位无进展生存期为 2.1 个月，中位总生存期为 7.3 个月。在队列 C 中，中位无进展生存期为 1.4 个月，中位总生存期为 7.7 个月。

HERACLE-B 研究和 DESTINY-CRC01 研究的数据共同表明，ADC 是 ERBB2 阳性晚期结直肠癌患者的一种有前途的治疗选择。此外，在 DESTINY-CRC01 研究中，30% 的患者既往接受过其他抗 ERBB2 治疗，这表明晚期结直肠癌患者可通过连续的抗 ERBB2 治疗获益。

5）新型抗 ERBB2 疗法

许多新型 ERBB2 单克隆抗体、TKI 和 ADC 正在研究之中。泽尼达妥单抗（ZW25）是一种同时靶向 ERBB22 ECD4 和 ECD2 的新型双靶点特异性抗体，可结合 ERBB2 受体上的 2 个不同区域，与曲妥珠单抗相比，ZW25 可有效增加抗体结合密度，增强抗体介导的细胞毒性。ZW25 目前正在进行 I 期和 II 期试验。其 I 期临床研究的早期数据显示 ZW25 在 24 例标准治疗失败的 ERBB2 阳性实体瘤患者中 ORR 为 41%，DCR 为 82%，并且耐受性良好。新型 TKI，包括图卡替尼、吡咯替尼、沙普替尼，目前也在进行临床试验，以评估其在 ERBB2 阳性晚期结直肠癌中的疗效。新型 ADC 药物 A166、ZW49 目前也在进行早期临床研究。ZW49 是 ZW25 与微管聚合抑制剂（澳瑞他汀）的偶联物，其在 ERBB2 阳性乳腺癌 PDX 模型中表现出良好的抗肿瘤作用。

总之，ERBB2 阳性结直肠癌是一类相对少见且特殊的结直肠癌。多项临床研究结果表明，双靶点抗 ERBB2 治疗、新型抗 ERBB2 的 TKI 和 ADC 药物、双特异性抗体等均在 ERBB2 阳性晚期结直肠癌中具有良好的应用前景。在未来，如何精准筛选抗 ERBB2 治疗获益的结直肠癌人群、如何通过联合治疗的手段提高患者获益，将是重要的研究方向。

30. *KRAS G12C* 与 *KRAS G12D* 突变的治疗及 RAS 成药的未来

KRAS 突变是结直肠癌中最常见的原癌基因突变之一，约 40% 的结直肠癌患者存在 KRAS 的错义突变，其中大部分发生在第 12、第 13 和第 61 密码子上。*KRAS* 突变患者预后比 *KRAS* 野生型患者更差，更易出现远处转移。在 *KRAS* 突变的结直肠癌患者中，KRAS 的上游信号调节因 *KRAS* 通路的异常激活而中断，由此导致对受体酪氨酸激酶（receptor tyrosine kinase，RTK）抑制剂耐药，如针对表皮生长因子受体（epidermal growth factor receptor，EGFR）的单克隆抗体（西妥昔单抗和帕尼单抗）。并且由于 KRAS 蛋白中缺乏理想的小分子结合域及其对三磷酸鸟苷（guanosine triphosphate，GTP）的高亲和力，因此尚未开发特异性竞争性药物来抑制 KRAS 驱动的肿瘤发生。因此 KRAS 被认为是"不可成药"的，*KRAS* 突变型结直肠癌的治疗仍是挑战。直到最近，早期临床试验的初步结果表明，*KRAS G12C* 抑制剂可使 *KRAS G12C* 突变患者获益，这或将成为部分晚期结直肠癌患者新的靶向治疗方案。

（1）KRAS 分子结构与功能

KRAS 基因编码一种 GDP/GTP 结合蛋白，KRAS 蛋白的分子量为 21 kDa，由 6 个 β 链和 5 个 α 螺旋组成，形成两个主要结构域：G- 结构域和 C- 末端。G- 结构域高度保守，负责 GDP-

GTP 交换。C- 末端为高变区，是各种翻译后修饰的目标，在新合成加工的 KRAS 运输及最终的质膜锚定中起着至关重要的作用。

KRAS 蛋白就像"分子开关"，KRAS 与 GTP 结合呈激活状态，与 GDP 结合呈关闭状态。GTP 与 KRAS 的结合可触发多个下游通路，包括快速加速的纤维肉瘤（RAF）– 丝裂原活化蛋白激酶（MEK）– 细胞外信号调节激酶（ERK）信号通路及磷脂酰肌醇 3– 激酶（PI3K）– 蛋白激酶 B（AKT）– 西罗莫司（mTOR）途径，控制细胞生成及增殖。KRAS 与 GDP 结合会失去其活性并阻止其下游信号通路持续激活。

（2）结直肠癌中 *KRAS* 突变

KRAS 发生突变时，GTP 水解被破坏和（或）核苷酸交换增强，*KRAS* 以活性状态聚集，导致下游信号通路持续激活，从而促进肿瘤细胞增殖。因此，*KRAS* 突变的结直肠癌肿瘤分化差、易远处转移且预后较差。

在结直肠癌中，约 85% 的 *KRAS* 突变发生在第 12、第 13 和第 61 密码子上。其中，密码子 12 突变占主导地位，约占所有 *KRAS* 突变的 65%。在结直肠癌中，*G12D* 和 *G12V* 突变是最常见的两种亚型，而在非小细胞肺癌中 *G12C* 突变是最常见的亚型。

由于结直肠癌中 *KRAS* 基因突变的多样性，不同 *KRAS* 突变亚型的患者可能具有不同的预后。多项研究表明 *KRAS* 密码子 12 突变预后更差，其中 *G12V* 和 *G12C* 突变与较差的总生存期相关。

目前不同类型突变导致预后差异的原因尚不明确。不同突变变异体的不同生物学行为，如 *KRAS* 下游效应通路的差异激活可能是导致预后差异的原因。

目前以奥沙利铂为基础的化疗方案仍是结直肠癌标准的一线化疗方案，但 *KRAS* 突变，尤其是 *KRAS G12D* 突变预示对化疗反应差且复发风险高。此外，*KRAS* 突变也是 EGFR 抑制剂疗效的有力预测因子，*KRAS* 外显子 2（密码子 12、13）、3（密码子 59、61）、4（密码子 117、146）突变的结直肠癌患者均不能从 EGFR 抑制剂治疗中获益。但是并不是所有 *KRAS* 突变都对 ERFG 抑制剂耐药，有回顾性研究表明 *KRAS G13D* 突变的结直肠癌可以从一线化疗 + 西妥昔单抗治疗中获益，但是 OS、PFS、ORR 仍低于 KRAS 野生型患者。

（3）结直肠癌中 KRAS 靶向治疗

1）KRAS 靶向治疗的历史观点

长久以来，由于 KRAS 蛋白分子结构的特殊性，KRAS 被认为是一个"不可成药"的靶点。KRAS 蛋白是表面相对光滑的小蛋白。除了 GTP/GDP 结合位点外，KRAS 蛋白没有其他能与小分子抑制剂结合的位点。KRAS 蛋白对 GTP 的亲和力极高且 GTP 在细胞内浓度很高，使得开发与 GTP 竞争结合位点的小分子抑制剂几乎不可能。此外，不加区别地抑制野生型和突变型 KRAS 蛋白可能会导致毒性增加。同样，间接靶向 KRAS 的方法，包括抑制核苷酸交换、加工、膜定位和下游信号通路中的分子，在临床上也疗效不佳。KRAS 信号网络中涉及的多个正反馈和负反馈机制使治疗效果易于反弹。此外，突变的 KRAS 蛋白可以激活其他与癌症相关的细胞过程，例如，细胞 Warburg 代谢以维持肿瘤生长，这导致间接靶向 KRAS 的抑制作用效果差。尽管 KRAS 靶向治疗仍然是一个巨大的挑战，但目前已经进行了各种尝试来发现小分子以克服这个问题。

2）直接靶向 KRAS 的治疗策略

① KRAS G12C 抑制剂

最近，发现选择性靶向 KRAS G12C 的抑制剂，同时避免抑制所有 KRAS 亚型引起的毒性反应是该研究领域的突破性进展。*KRAS G12C* 突变为 *KRAS* 基因第 12 密码子的甘氨酸被半胱氨酸取代，而半胱氨酸残基中的硫醇基可作为抑制剂良好的靶点。野生型 *KRAS* 基因没有半胱氨酸，因此并不会被抑制。Shokat 开发了首个以 KRAS G12C 为靶点的化合物。当 KRAS G12C 与 GDP 结合时，这种化合物共价结合突变的半胱氨酸残基并占据 Switch-Ⅱ 口袋。但这种化合物并无良好的药理学特性。随后，众多研究不断提高 KRAS G12C 抑制剂的疗效，并开发出一系列新型 KRAS G12C 抑制剂，包括 ARS-853、ARS-1620、AMG 510 和 MRTX 849。

AMG 510 是第一个进入临床试验的 KRAS G12C 抑制剂，

在 I 期试验（NCT03600883）中显示出良好的单药疗效，尤其是在非小细胞肺癌中。AMG 510 已获得美国 FDA 的加速批准，用于治疗既往接受过全身治疗的 *KRAS G12C* 突变的转移性非小细胞肺癌患者。I 期试验（NCT03600883）共招募了 129 例患者，59 例为非小细胞肺癌，42 例为结直肠癌，28 例为其他类型的实体瘤。研究结果显示在非小细胞肺癌队列中，所有剂量组均可见抗肿瘤活性，ORR 为 32.2%，DCR 为 88.1%，中位 PFS 为 6.3 个月。在结直肠癌队列中，结果并不乐观，ORR 为 7.1%，DCR 为 73.8%，中位 PFS 为 4.0 个月。由于 AMG 510 单药治疗在结直肠癌中效果不佳，目前正在探索 AMG 510 联合治疗的疗效。

MRTX 849 是另一种有效的 KRAS G12C 抑制剂。MRTX 849 单药治疗 *KRAS G12C* 突变的晚期非小细胞肺癌 ORR 达 45.1%，DCR 为 96.1%；在结直肠癌队列中，ORR 为 16.7%，DCR 为 94.4%。因此，为了提高 MRTX 849 在结直肠癌中的疗效，MRTX 849 联合西妥昔单抗和 TNO 155（SHP2 抑制剂）的临床试验正在进行中。

其他的 KRAS G12C 抑制剂也正在临床试验之中，如 ARS-3248、LY3499446（但 LY3499446 的临床试验因安全性而终止）。

②KRAS G12D 抑制剂

KRAS G12D 相对于 *KRAS G12C*，仅为同一个密码子上氨基酸突变不同。*KRAS G12D* 为 *KRAS* 12 号密码子突变为天冬氨酸，

而不是半胱氨酸。KRAS G12C 的抑制剂无法与天冬氨酸共价结合，因此 KRAS G12C 抑制剂无法作用于 *KRAS G12D* 突变患者。而天冬氨酸并不是一个良好的结合位点，但得益于在 KRAS G12C 抑制剂方面的开发经验，为 KRAS G12D 药物的开发提供了先导化合物，使开发 KRAS G12D 药物成为可能。

MRTX1133 是首个公布临床前数据的 KRAS G12D 抑制剂。MRTX1133 是一种非共价、有效和选择性 KRAS G12D 抑制剂。MRTX1133 以最佳方式填充 Switch-Ⅱ口袋，并延伸三个取代基以与蛋白质产生良好的相互作用。MRTX1133 阻止 SOS1 催化的核苷酸交换和（或）KRAS G12D/GTP/RAF1 复合物的形成，从而抑制突变体 KRAS 依赖性信号转导。在异种移植小鼠模型中，MRTX1133 能够以剂量依赖的方式显著抑制肿瘤生长并降低下游信号分子 ERK 的磷酸化。但迄今为止，MRTX1133 仍无临床研究结果报道。

我国清华大学与湖北大学团队以 MRTX 为先导化合物，通过理性设计，获得可以与 KRAS G12D 第 12 位天冬氨酸形成盐桥的化合物，抑制剂分子结合在 Switch-Ⅱ结构域后形成的别构口袋里面。进而经过多轮分子优化，最终得到两个优势化合物 TH-Z827 和 TH-Z835。这两种化合物在异种移植肿瘤小鼠模型中显示出对肿瘤生长的抑制作用。南方医科大学团队基于虚拟筛选确定了 KD-8，一种噻吩并 [2，3-d] 嘧啶类似物，通过对天冬氨酸残基的相互作用抑制肿瘤生长。然而，需要进一步开发这些化合物以提高其效力并最大限度地减少脱靶效应。虽然这些药物尚未准备好进行临床开发，但它们提供了进一步的原理证明，即几类 KRAS G12D 抑制剂可能作为临床抗肿瘤药物。

③靶向 RAS 结合口袋

尽管针对 *KRAS G12C* 突变的抑制剂临床证明有效，但针对所有类型 *KRAS* 突变的治疗方法仍很麻烦。有研究发现可与 RAS-GDP 复合物上疏水口袋相互作用的化合物，可以阻断 RAS-SOS 相互作用，从而抑制 SOS 介导的核苷酸交换。此外，神户大学的研究团队开发的 Kobe0065 可与 RAS-GTP 结合并竞争性阻断 RAF 结合，从而对 *RAS* 基因突变的癌细胞具有抗增殖活性。这些化合物起到泛 RAS 抑制的作用。因此，这些化合物的低特异性可能会带来毒性问题。此外，这些药物在临床前模型中的低效力可能会限制它们在临床应用中的价值。尽管这些化合物存在缺陷，但他们也改变了 KRAS 是"不可成药"靶标的理论。

④抗 RAS 疫苗

可通过抗 RAS 疫苗来中和 KRAS 蛋白。GI-4000 系列是一种表达突变 RAS 蛋白的热灭活重组酿酒酵母衍生疫苗，在临床前模型中被发现可诱导肿瘤缓解。在 I 期临床试验中，GI-4000 在大多数结直肠癌患者中显示出良好的安全性和免疫学特征。在用突变型 RAS 特异性疫苗 Targovax TG-01 治疗胰腺癌患者的

Ⅰ / Ⅱ 期临床试验中，患者的免疫反应增强，总生存率提高。第二代疫苗 TG-02 已被用于治疗结直肠癌患者，但结果尚未发表。

⑤未来方向

虽然 KRAS 抑制剂的发展令人兴奋，但是也将迎来新的挑战和问题。首先，应开发更多类型的 KRAS 等位基因的特异性抑制剂。在结直肠癌中，*KRAS G12D* 和 *KRAS G12V* 是最常见的突变亚型，因此需要进一步开发针对这些等位基因的特异性抑制剂。KRAS G12C 在 KRAS 蛋白具有高内在 GTP 水解率的特性，因此更多 KRAS 处于非活性状态以促进其与特异性抑制剂结合。因此，解决其他 KRAS 等位基因突变导致 GTP 水解率低的问题，是其他 KRAS 等位基因特异性抑制剂获得满意疗效的未来方向之一。最后，在设计联合治疗策略时应考虑毒性和安全性。联合治疗的疗效在很大程度上受到毒性的限制。据报道，KRAS G12C 特异性抑制剂在临床试验中没有剂量限制性毒性，这使它们能够在联合治疗方案中替代一些毒性更大的抑制剂，从而使患者耐受性更好。

综上所述，KRAS 在结直肠癌的预后、诊断和治疗中起着至关重要的作用。KRAS G12C 特异性抑制剂的成功将靶向 KRAS 的研究推向了一个新的高度，以后会开发出更有前景的 KRAS 靶向药物，并为 *KRAS* 突变结直肠癌患者提供更有效的治疗方式。

31.pMMR/MSS 结直肠癌免疫治疗及冷肿瘤免疫"热化"的可能

MSI 状态目前是结直肠癌免疫治疗反应的主要生物标志物。免疫疗法的出现——包括程序性细胞死亡分子 1（programmed cell death 1，PD-1）、程序性细胞死亡配体 1（programmed cell death-ligand 1，PD-L1）和细胞毒性 T 淋巴细胞抗原 4（cytotoxic T-lymphocyte antigen 4，CTLA-4）免疫检查点抑制剂，已经彻底改变了各种癌症的治疗模式。使许多不同类型的肿瘤在反应率、生存率和生活质量方面得到显著改善，并可用于多种实体瘤的一线治疗、二线治疗和后线治疗。其作用机制为重新启动并维持肿瘤 – 免疫循环，恢复机体正常的抗肿瘤免疫反应，从而控制与清除肿瘤。在结直肠癌中，免疫检查点抑制剂在患有 dMMR 和微卫星高度不稳定 MSI-H 的结直肠癌患者中具有良好的疗效。这些肿瘤的特点是高肿瘤突变负担（tumor mutational burden，TMB），以及由此产生的炎症性肿瘤微环境。

95% 的结直肠癌为 pMMR 或微卫星稳定（microsatellite stable，MSS），这类肿瘤新抗原较少，肿瘤微环境为免疫排斥型或免疫沙漠型，其肿瘤浸润淋巴细胞缺失或不活跃，因此 MSS/pMMR 结直肠癌为对免疫治疗不敏感的"冷肿瘤"。为了让免疫治疗能使更多结直肠癌患者获益，目前已有多项研究探索免疫联合治疗在 MSS/pMMR 结直肠癌中的疗效。

（1）免疫治疗联合化疗

1）免疫治疗联合化疗 + 抗 VEGF 靶向治疗

标准化疗目前仍是 Ⅱ 期、Ⅲ 期、Ⅳ 期结直肠癌的主要治疗手段，目前化疗主要为以奥沙利铂、伊立替康为基础联合或不联合抗 EGFR 或抗 VEGF 靶向治疗。由于 MSS 结直肠癌对免疫治疗有固有的耐药性，在未经选择的结直肠癌患者中，免疫治疗通常效果不佳。在肺癌患者中，免疫治疗联合化疗可以改善对单一免疫治疗反应不佳患者的预后。考虑到某些化疗药物可能具有免疫刺激作用，因此化疗联合免疫治疗以克服 pMMR/MSS 结直肠癌免疫抗性的策略已得到广泛探索。有研究表明接受 FOLFIRI+ 贝伐珠单抗治疗的患者外周血中 CD4$^+$ T 细胞增加，Treg 比例降低。在 Treg 减少患者中，OS、PFS、ORR 均显著提高。有证据支持 5- 氟尿嘧啶可诱导髓源性抑制细胞（myeloid-derived suppressor cells，MDSC）的凋亡，因此有利于细胞毒性 T 淋巴细胞（cytotoxic T lymphocytes，CTLs）的肿瘤浸润。奥沙利铂可通过免疫原性细胞死亡（immunogenic cell death，ICD）的机制诱导肿瘤细胞死亡。因此，奥沙利铂作为免疫调节剂的潜在作用已在结直肠癌中得到广泛研究。奥沙利铂联合免疫治疗在 MSS 小鼠的体内试验中显示出抗肿瘤活性。贝伐珠单抗是一种抗血管生成药物，可在与血管内皮生长因子 A（VEGF-A）结合后抑制 VEGF/VEGFR 通路。VEGF/VEGFR 阻断导致脉管系统正常化，增加 T 细胞的肿瘤浸润，并通过刺激树突状细胞的成熟和减少 Treg 和 MDSC 来激活效应免疫细胞。这些均为化疗联合免疫治疗临床应用的理论基础。

在 MODUL 试验中，转移性 BRAF 野生型结直肠癌患者在使用 FOLFOX 一线诱导治疗后使用 5- 氟尿嘧啶联合阿替利珠单抗维持治疗，PFS 与 OS 均无明显提升。最近报道的 AtezoTRIBE 研究比较了一线 FOLFOXIRI 和贝伐珠单抗联合阿替利珠单抗与单独化疗联合贝伐珠单抗的疗效。该研究共纳入了 218 例患者，其中 199 例为结直肠癌患者。在结直肠癌患者中，联合免疫治疗组的 PFS 为 12.9 个月，对照组为 11.4 个月（$P = 0.07$）。评估 FOLFOX 联合贝伐珠单抗和纳武利尤单抗与 FOLFOX 联合贝伐珠单抗（NCT03414983）的 II / III 期 CA2099X8 试验及比较 FOLFOX 和贝伐珠单抗联合度伐鲁单抗和 Olcclumab（MEDI9447）对比 FOLFOX 和贝伐珠单抗（NCT04068610）的临床试验结果均尚未报告。BACCI 试验评估了在化疗难治性结直肠癌中，卡培他滨和贝伐珠单抗联合阿替利珠单抗与卡培他滨联合贝伐珠单抗相比，MSS 亚组的 ORR、PFS 均没有统计学差异。

2）免疫治疗联合化疗 + 抗 EGFR 靶向治疗

转移性 RAS/BRAF 野生型结直肠癌的标准治疗方式包括使用抗 EGFR 单抗联合化疗。西妥昔单抗是一种嵌合 IgG1 抗体，可诱导免疫细胞上 Fcγ 受体触发的抗体依赖性细胞毒性作用

（antibody-dependent cellular cytotoxicity，ADCC），并促进树突状细胞上组织相容性复合体（major histocompatibility complex，MHC）Ⅱ类分子的表达。

在ⅡA期VETUX试验中探索了阿维鲁单抗联合FOLFOX+西妥昔单抗治疗结直肠癌的疗效。尽管联合治疗的反应率为79.5%，但12个月时PFS为40%，并未达到其主要研究终点。MACBETH和VOLFI试验分别研究了使用三药化疗FOLFOXIRI与抗EGFR西妥昔单抗或帕尼单抗的强化方案的组合，ORR有所提高。ⅡA期VETRIC试验（NCT04513951）正在进行中，评估在MSS *RAS/BRAF* 野生型晚期结直肠癌中，FOLFOXIRI+西妥昔单抗联合阿维鲁单抗的疗效。一项Ⅱ期临床试验（NCT03442569）正在评估对于接受过1～2次系统治疗的 *RAS/BRAF* 野生型MSS结直肠癌患者，纳武利尤单抗＋伊匹木单抗＋帕尼单抗的疗效。Ⅱ期单臂CAVE-Colon试验探索了三线使用阿维鲁单抗联合西妥昔单抗的潜在益处，中位OS为11.6个月，中位PFS为3.6个月。治疗前的ctDNA检测可以选择可受益的患者，ctDNA *RAS/BRAF* 野生型的患者的中位OS和PFS显著延长。

（2）免疫治疗联合抗血管生成药物

有几项研究表明VEGF驱动的血管生成与免疫肿瘤微环境之间存在密切关系，建议使用抗VEGF治疗与免疫治疗相结合来克服 pMMR 结直肠癌对免疫治疗的耐药性。临床前研究表明，VEGF 驱动的血管生成导致抑制性免疫细胞（包括 Treg 和 MDSC）的扩增并增加肿瘤相关巨噬细胞（tumor-associated macrophages，TAMs）在肿瘤部位的浸润。VEGF 也通过抑制祖细胞分化为 CD4$^+$ 和 CD8$^+$ 淋巴细胞来发挥其免疫抑制作用。此外，VEGF 可通过增加 T 细胞上的 PD-1、CTLA-4、TIM3 和 LAG3 表达来增加 T 细胞耗竭。VEGF 的免疫抑制作用可通过抗 VEGF 药物逆转，这为抗血管生成药物与免疫治疗的联合疗法提供了强有力的理由。

在 II 期 BACCI 试验难治性转移性结直肠癌患者中，在卡培他滨 + 贝伐珠单抗组合中加入阿替利珠单抗，PFS 略有改善（4.4 个月 vs.3.3 个月，P = 0.051）。MODUL 试验中，在 pMMR 结直肠癌患者中使用 FOLFOX+ 贝伐珠单抗进行诱导后，在维持治疗中加入阿替利珠单抗后，没有证据表明 PFS 或 OS 的获益。最近公布了 NIVACOR II 期试验的初步结果，NIVACOR 研究评估了纳武利尤单抗联合 FOLFOXIRI/BEV 在 RAS/BRAF 突变晚期结直肠癌患者一线治疗中的有效性及安全性。研究共入组了 73 例患者，其中 MSS 患者有 52 例。中位随访 14.3 个月，ORR 为 76.7%，DCR 为 97.3%，mPFS 为 10.1 个月。在 MSS 患者的亚组分析中，ORR 为 78.9%，DCR 为 96.2%，mPFS 为 9.8 个月。本研究达到了主要终点 ORR。研究结果展示了初步疗效和安全性。在 MSS 亚组患者中也观察到了良好的反应。Ⅱ期临床试验 AtezoTRIBE 研究结果表明，在一线 FOLFOXIRI+ 贝伐珠单抗治疗的基础上加用阿替利珠单抗，可改善既往未经治疗的转移性结直肠癌患者的 PFS 且安全性可控。研究共纳入 218 例患者，中位随访时间为 19.9 个月。联合免疫治疗组的中位 PFS 为 13.1 个月，对照组为 11.5 个月（$P = 0.012$）。

（3）免疫治疗联合抗 EGFR 药物

西妥昔单抗和帕尼单抗是靶向 EGFR 的单克隆抗体，目前用于与 RAS/BRAF 野生型的晚期结直肠癌的全身治疗。临床前研究表明免疫球蛋白单克隆抗体可诱导 ADCC。ADCC 是一种免疫机制，IgG 抗体与靶细胞上的相应抗原表位特异性结合，而 NK 细胞等效应细胞杀伤与抗体结合的靶细胞。西妥昔单抗与肿瘤细胞上的 EGFR 及 NK 和树突细胞上的 CD16 受体结合，诱导 ADCC，并诱导促炎细胞因子（如 IFN-γ、TNFα）的分泌，启动肿瘤微环境中的杀伤性 T 细胞，刺激针对肿瘤的免疫作用。抗 EGFR 和免疫治疗之间的协同作用可能基于两个过程，其中抗 EGFR 药物有助于肿瘤微环境中的免疫细胞募集，免疫治疗药物重新激活免疫细胞杀伤肿瘤细胞。因此抗 EGFR 药物与免疫治疗联合有望克服 RAS 野生型 pMMR 结直肠癌的免疫治疗耐药性。

一项正在进行的Ⅰ/Ⅱ期试验（NCT02713373）评估西妥昔单抗和帕博利珠单抗组合在RAS野生型晚期结直肠癌中的疗效，

9 例患者中有 6 例患者病情稳定持续超过 16 周，未观察到剂量限制性毒性。II 期 AVATUX 研究（NCT03174405）探讨了阿维鲁单抗联合 FOLFOX 和西妥昔单抗联合一线治疗 *RAS/BRAF* 野生型晚期结直肠癌的疗效。共入组 43 例患者，ORR 为 79.5%，DCR 为 92.3%。II 期 CAVE 研究评估后线应用西妥昔单抗联合阿维鲁单抗在先前接受过至少两线标准治疗失败的 *RAS* 野生型晚期结直肠癌患者中的疗效。中位 OS 为 11.6 个月，中位 PFS 为 3.6 个月，ORR 为 6%，DCR 为 65%。在 71 例 MSS 患者中，中位 OS 为 11.6 个月，中位 PFS 为 3.6 个月，ORR 为 8.5%。II 期 AVETUXIRI 试验的中期分析表明，对于既往标准治疗失败的难治性 MSS 晚期结直肠癌患者采用阿维鲁单抗联合西妥昔单抗和伊立替康治疗，RAS 野生型组 ORR 为 30%，达到预先设定的阈值，继续进行第二阶段研究；RAS 突变型组中没有观察到 PR，两组的 DCR 分别为 60% 和 61.5%，PFS 分别为 4.2 个月和 3.8 个月，OS 分别为 12.7 个月和 14.0 个月。

（4）免疫治疗联合 MAPK 通路抑制剂

MAP 激酶途径在肿瘤的发生和发展中至关重要，结直肠癌中 *KRAS* 和 *BRAF* 突变率分别为 30%～50% 和 5%～10%。有研究表明 MAPK 通路的分子改变也具有免疫抑制的特性。

正在进行的 I / I b 期 AMG510 CodeBreak 100 和 MRTX849 Kristal-1 试验均显示了可喜的结果，难治性 *KRAS G12C* 突变实

体瘤患者 DCR 超过 50% 和 90%。因此，CodeBreak 101 试验正在评估 AMG510 联合 MEK 抑制剂或免疫治疗用于非小细胞肺癌和结直肠癌的疗效。Kristal-7 试验正在评估 MRTX849 联合帕博利珠单抗联合治疗非小细胞肺癌的疗效。

针对 RAF/MEK 轴，Ⅰ/Ⅱ期临床试验（NCT04044430）和Ⅱ期临床试验（NCT03668431）正在评估康奈非尼 + 比美替尼 + 纳武利尤单抗和达拉非尼 + 曲美替尼 + 抗 PD-1 药物 PDR001 联合治疗 *BRAF V600E* 突变的 pMMR 结直肠癌疗效。初步数据报告了两种组合的 ORR 均为 33%。Ⅲ期随机试验 IMblaze370，比较了阿特珠单抗 + 考比替尼（MEK1/2 抑制剂）与阿特珠单抗单药及瑞戈非尼在 pMMR 结直肠癌的三线治疗的疗效。该研究初步结果并不乐观，阿特珠单抗 + 考比替尼方案的中位 PFS 为 8.87 个月，阿特珠单抗单药中位 PFS 为 7.10 个月，瑞戈非尼为 8.51 个月。此外，与其他研究组相比，阿特珠单抗 + 考比替尼联合治疗组 3 ~ 4 级不良事件发生率显著增高。

（5）免疫治疗联合多靶点激酶抑制剂

日本的Ⅰb期 REGONIVO 研究评估了瑞戈非尼 + 纳武利尤单抗联合治疗胃癌和结直肠癌的疗效。在 MSS 型晚期结直肠癌中 ORR 达 33.3%，1 年 PFS 为 41.8%，1 年 OS 为 68.0%。然而在后续北美的Ⅱ期 REGNIVO 研究中未能重复出日本研究的结果，ORR 仅为 7%，PFS 为 1.8 个月，OS 为 11.9 个月。Ⅱ期

REGOMUNE 试验评估了瑞戈非尼＋阿维鲁单抗联合治疗 MSS 晚期结直肠癌的疗效。研究报告了 SD 为 53.3%，但 ORR 为 0，中位 PFS 和中位 OS 分别为 3.6 个月和 10.8 个月。肿瘤样本的病理检查显示，60% 的病例中 CD8$^+$T 细胞浸润显著增加，并且这种变化与较好的预后相关，表明联合治疗可影响肿瘤微环境。Ⅱ期 LEAP-005 研究（NCT03797326）评估仑伐替尼＋帕博利珠单抗在既往接受过治疗的晚期实体瘤患者中的疗效和安全性。在入组的 32 例结直肠癌患者中，ORR 达 22%。该试验仍在继续入组患者。

总之，在胃肠道恶性肿瘤中，除外 MSI-H/DMMR 患者，大多数关于免疫治疗的研究结果都令人失望。目前，大约 95% 的晚期结直肠癌患者免疫治疗效果不佳。目前大多数试验都集中在多药联合应用，联合治疗可能会将"冷"肿瘤转变为"热"肿瘤。MSS 患者免疫治疗探索道路虽然艰难，但已初现曙光，未来可期。

32. 精准医学时代的分子及肿瘤类型对治疗选择的影响

结直肠癌是世界上第二常见的肿瘤，也是导致癌症患者死亡的第二大原因。大约 20% 的 CRC 患者在诊断时出现转移，另外 20% 的患者在随访期间出现转移，需要全身治疗。结直肠癌是一种多基因参与、多步骤积累的疾病，具有高度时空异质性，不同部位原发肿瘤之间存在异质性，原发肿瘤和转移灶存在异质性，新辅助治疗前、后存在异质性。传统的 TNM 分期不能很好地区分结直肠癌的异质性，已不能满足现在治疗的需求。在过去几年中，强有力的证据表明，转移性 CRC（metastatic CRC，mCRC）不是一个单一实体，而是一种以显著分子异质性为特征的复杂疾病。在精准医学时代，识别预测性生物标志物以定制治疗方案，并识别更可能对特定治疗产生反应的患者至关重要。

目前，mCRC 患者精准肿瘤学的发展比预期更具挑战性。部分原因在于这些肿瘤的遗传异质性、药物作用靶点的缺乏及不同信号通路之间复杂的相互作用。

已经确定了 CRC 发病机制中的 3 种不同途径：染色体不稳定性、微卫星高度不稳定（MSI-H）和 CpG 岛甲基化子表型（CIMP）。

经过 20 多年的转化和临床研究，靶向表皮生长因子受体（EGFR）家族及其胞内信号通路仍然是 mCRC 靶向分子治疗最相关的基石。KRAS 激活突变是 mCRC 抗 EGFR 治疗中发现的首个预测性阴性生物标志物。超过 40% 的 mCRC 具有 *KRAS* 突变，在外显子 2、密码子 12（约占所有 *KRAS* 突变的 80%）和 13 中最常见，在外显子 3（密码子 59 和 61）和 4（密码子 117 和 146）中不常见。*NRAS* 突变是罕见的（mCRC 的 5% ~ 10%），主要发生在外显子 3（密码子 61）和 2（密码子 12 和 13）。*RAS* 突变通常与不良预后有关。

在 10%～15% 的 mCRC 中观察到 *BRAF* 突变。*V600E* 是最常见的 *BRAF* 突变。该突变与 *KRAS* 和 *NRAS* 突变几乎是相互排斥的。它导致 MAPK 信号通路的激活，从而导致了抗 EGFR 单克隆抗体的耐药性，并与不良生存预后相关。10%～20% 的 *BRAF V600E* 突变型 mCRC 可能表现出 CIMP 表型，也就是 MSI-H。*BRAF V600E* 突变型的 mCRC 更常与年轻女性、近端结肠、腹膜和肝脏转移扩散及黏液或低分化组织学相关。研究证实 *BRAF V600E* 突变体有两种亚型：BM1 和 BM2，它们通过不同的基因表达谱来区分。BM1 亚型占 *BRAF V600E* 突变型 mCRC 的 1/3，其特征是 KRAS 和 AKT 通路激活和强烈的免疫浸润、血管生成增加、TGF-β 失调和上皮 – 间质转化（EMT）。BM2 亚型占 *BRAF V600E* 突变型 mCRC 的 2/3，具有高 CDK1 和低 cyclin-D1 水平。值得注意的是，与 BM2 亚型相比，BM1 亚型预后更差。

非 *V600E BRAF* 突变型 mCRC 罕见，约占 2%。最近，一项大型多中心回顾性研究表明，与 *BRAF V600E* 突变型或 *BRAF* 野生型 mCRC 患者相比，非 *V600E BRAF* 突变型 mCRC 患者的 OS 明显更长。

HER2 基因突变在 mCRC 中相对罕见。在约 3% 的 mCRC 中

报告了由于 *HER2* 基因扩增导致的 HER2 蛋白过度表达，主要发生在 *RAS/BRAF* 野生型肿瘤患者中。回顾性研究表明，HER2 过度表达通常会导致抗 EGFR 治疗的原发性耐药性。

其他罕见的基因突变包括受体酪氨酸激酶（*RTK*）融合基因，如 *ALK*、*ROS1* 和 *NTRK*，发生在 0.2% ~ 2.4% 的 mCRC 中。值得注意的是，这些 *RTK* 基因重排在右侧原发性 *CRC*、*RAS/BRAF* 野生型肿瘤和 MSI-H 肿瘤患者中更为常见。

在约 15% 的 CRC 中发现了 MSI-H 或 dMMR 的存在，根据肿瘤分期存在一些差异。与 mCRC 相比，非转移的结直肠癌的发生率更高：Ⅱ期肿瘤约 20%，Ⅲ期肿瘤约 12%，Ⅳ期肿瘤约 5%。大约 3% 的 MSI-H 肿瘤与遗传性 Lynch 综合征有关，而另外 12% 是由 MLH1 的偶发性甲基化引起的，目前指南和共识都建议对每个 mCRC 患者进行肿瘤微卫星状态评估。MSI-H/dMMR 的诊断可以使用不同的方法，包括实时聚合酶链反应分析、免疫组化或 NGS 高通量测序，具有相对较好的一致性。

POLE 突变同样表现为高突变负荷，临床很罕见，在 1% ~ 2% 的 pMMR mCRC 中检测到，在年轻患者中的患病率更高。

个性化癌症药物应用的第一个成功步骤是根据肿瘤分子分层定义不同的治疗方案和顺序。*RAS* 和 *BRAF* 基因及微卫星状态的评估是目前 mCRC 治疗的首要步骤。此外，筛查 *HER2* 基因扩增也成为标准的治疗措施。除了分子分层外，还有几个因素影响治疗的选择，包括患者特征（表现状态、合并症、年龄）和肿瘤特征（肿瘤负荷、转移部位、潜在可切除肝或肺转移灶的存在、原发肿瘤位置）。

在 mCRC 的治疗方面，除了化疗之外，在更优治疗方案的选择与改进上，分子靶向药物包括抗血管内皮生长因子 -A（抗 VEGF-A）和抗 EGFR 单克隆抗体等已经得到广泛应用。有效抗癌药物的数量不断增加，加上外科手术的改进及肝肺转移灶局部消融治疗的可及性，在多种持续治疗策略下，患者的生存率显著提高。

（1）抗 VEGF 和抗 EGFR 治疗

靶向新血管生成是第一种与化疗联合时具有累加或协同活性的生物疗法。肿瘤诱导的血管生成是所有实体瘤（包括 CRC）中癌症发生和发展的标志。贝伐珠单抗是一种人源化抗 VEGF-A 单克隆抗体，几项研究已经确定了在以 5- 氟尿嘧啶（5-FU）为基础的化疗方案中添加贝伐珠单抗可改善 mCRC 患者的 PFS 和 OS。另外两种抗血管生成药物 [ZIV- 阿柏西普（ziv-aflibercept）和雷莫西尤单抗（ramucirumab）] 可在 FOLFOX+ 贝伐珠单抗治疗进展后的二线治疗中与 FOLFIRI 联合应用。瑞戈非尼（regorafenib）可用于疾病进展后的三线治疗。不过尚未发现抗肿瘤活性或抗血管生成药物疗效的预测性生物标志物。因此，这些药物仍用于未经选择的 mCRC 患者。

相反，两种抗 EGFR 单克隆抗体西妥昔单抗（cetuximab）和帕尼单抗（panitumumab）仅限于特定 mCRC 患者的治疗。然而，这种选择是基于对治疗缺乏反应的阴性预测性分子生物标志物，即 *RAS* 激活或 *BRAF* 激活突变，而不是基于存在抗肿瘤活性和疗效的阳性预测生物标志物。西妥昔单抗或帕尼单抗联合化疗可作为 *RAS/BRAF* 野生型肿瘤患者化疗 + 贝伐珠单抗后的一线或二线治疗。

尽管化疗联合抗 EGFR 单克隆抗体对左侧 *RAS/BRAF* 野生型 mCRC 患者非常有效，但在治疗过程中，1/3 的患者肿瘤仍有可能会发生疾病进展，这是由治疗过程中出现 *RAS* 突变和较少见的 *BRAF* 突变或胞外 *EGFR* 突变癌细胞克隆导致。通常通过更换抗血管生成药物来切换化疗方案。然而，越来越多的临床研究表明，抗 EGFR 药物再治疗可能在 RAS/BRAF WT mCRC 患者的连续治疗中发挥作用。事实上，在二线无 EGFR 抑制剂治疗期间，获得性耐药 *RAS* 突变体克隆逐渐衰退，研究报道半衰期约为 4 个月，*RAS/BRAF* 野生克隆可能会增殖，恢复对抗 EGFR 药物的敏感性。这一理论支持了抗 EGFR 治疗再挑战的概念。

此外，共识分子亚型（CMS）分类在预测化疗联合抗血管生成或抗 EGFR 药物疗效中的作用存在争议。事实上，化疗（FOLFIRI 或 FOLFOX）与西妥昔单抗或贝伐珠单抗联合使用可能与肿瘤微环境有不同的功能相互作用，这可能影响抗肿瘤活性。据推测，伊立替康可能在所有 CMS 组中与西妥昔单抗协同作用，而奥沙利铂可能仅在 CMS2 和 CMS3 中与西妥昔单抗协同，并可能在富成纤维细胞肿瘤微环境中与西妥昔单抗拮抗（CMS1 和 CMS4）。所以，CMS 分类尚未被认为是选择抗血管生成或抗 EGFR 药物的有效预测生物标志物。

（2）开发抗 BRAF 靶向治疗

BRAF V600E 突变型 mCRC 患者预后差，化疗效果差。目前已经开发了几种选择性 BRAF 抑制剂，并在临床试验中进行了评估。抗 BRAF 单药治疗疗效有限。相关研究显示，在一线或二线治疗失败的 *BRAF V600E* mCRC 患者中，选择性 BRAF 抑制剂恩拉非尼（encorafenib）联合抗 EGFR 单克隆抗体西妥昔单抗治疗后，患者 ORR、PFS 和 OS 显著改善。但在恩拉非尼 + 西妥昔抗的基础上，再联合化疗能否为一线治疗带来获益，目前仍在临床试验中接受评估。

（3）抗 HER2 治疗

在一小部分 *RAS/BRAF* 野生型 mCRC 患者中发现 *HER2* 基因扩增，由此，一系列临床试验正在开展中并对不同的抗 HER2 治疗方法进行了测试。人源化抗 HER2 单克隆抗体曲妥珠单抗（trastuzumab）联合抗 HER2 酪氨酸激酶抑制剂拉帕替尼（lapatinib）治疗是首个成功、有效的治疗 HER2 扩增化疗难治性 mCRC 患者的方法。其他有前景的方法包括将曲妥珠单抗与人源化抗 HER2 单克隆抗体帕妥珠单抗（pertuzumab）联用，以及重磅抗体偶联药物（ADC）德曲妥珠单抗（trastuzumab deruxtecan）的应用。此外，曲妥珠单抗联合选择性抗 HER2 酪氨酸激酶抑制剂妥卡替尼（tucatinib）也观察到抗肿瘤活性。由于已在化疗难治性患者的治疗中确定了抗 HER2 治疗的疗效，目前正从临床试验逐步向临床使用推进。

（4）靶向 *KRAS* 突变治疗

在进行中的该类药物的临床试验，旨在评估其在早期阶段（包括一线治疗）的潜在作用。

KRAS 突变是 mCRC 中最常见的致癌突变。自 2013 年以来，多款靶向 *KRAS G12C* 突变的选择性、不可逆抑制剂正在开发中，*KRAS G12C* 突变发生在 3%～4% 的 mCRC 中。近一年来，索托雷塞（sotorasib）和阿达格拉西布（adagrasib）已被美国 FDA 批准用于治疗 *KRAS G12C* 突变型晚期肺癌，目前正在 mCRC 中进行广泛的临床研究。

（5）*NTRK* 基因融合靶向治疗

NTRK 融合是 mCRC 中非常罕见的基因突变。近年来，获得美国 FDA 和欧洲药品管理局（EMA）批准的两种"不限癌症"疗法 [恩曲替尼（entrectinib）和拉罗替尼（larotrectinib）]，正是基于 *NTRK* 融合这一特定基因突变的存在而进行治疗（与肿瘤类型无关），这为伴有 NTRK 融合的化疗难治性 mCRC 患者提供了新的治疗机会。

（6）微卫星不稳定的治疗

目前，在对 mCRC 一线治疗进行决策前，必须评估微卫星状态或错配修复机制。MSI-H/dMMR mCRC 肿瘤以含有大量新抗原为特征，这些新抗原可增强免疫原性，并与肿瘤微环境中的高免疫浸润相关，基于此，可采用免疫检查点抑制剂进行治疗。

MSI-H/dMMR 是第一个预测 mCRC 免疫治疗效果的生物标志物。两种抗 PD-1 单克隆抗体帕博利珠单抗（pembrolizumab）和纳武利尤单抗（nivolumab）及纳武利尤单抗（nivolumab）联合抗 CTLA-4 单克隆抗体艾匹利木单抗（ipilimumab）已被美国 FDA 批准用于治疗 MSI-H/dMMR mCRC 患者。

一些临床研究正在评估免疫检查点抑制剂与化疗联合的潜在作用，包括与抗血管生成药物（单克隆抗体和多激酶抑制剂）联合使用；以及联合抗 EGFR 单克隆抗体，细胞内信号转导通路抑制剂（包括 *KRAS G12C*、*BRAF V600E* 或 *MEK* 抑制剂）或放疗进行治疗。虽然在一些研究中观察到了良好的治疗活性迹象，但还需要进一步确定最有效的组合策略，并适当选择可以从中获益的患者。

目前 mCRC 治疗策略所依据的分子分层并不完全代表该疾病复杂和异质的基因型和表型。为了对每位患者实施更有效和个性化的治疗，需要进行更详尽的分析。因此，mCRC 患者下一步临床管理将是整合肿瘤基因突变、肿瘤和微环境基因和蛋白质表达、宿主免疫能力及其在整个疾病过程中的动态变化，为每个患者提供基于精准医学的持续治疗。这种方法可以确定个体预后和预测参数，帮助临床医生为每个 mCRC 患者在整个疾病过程中选择最合适的治疗方案。

33. Ⅱ期结肠癌是否需要化疗仍是需要综合考虑的问题

结肠癌是全球第三大常见肿瘤，也是第四大死亡原因，每年估计死亡人数超过 60 万。目前，患者管理和临床结果预测仍完全根据组织病理学评估进行定义。然而，TNM 分期仅有中等的预测准确性和有限的临床实用性，并不能提供完整的预后信息，尤其是在Ⅱ期结肠癌中。尽管有早期诊断，它们仍导致了 16% 的结肠癌死亡率，5 年 OS 从 T_3N_0 的 87.5% 到 T4bN0 的 58.4% 不等。目前，基于奥沙利铂和氟尿嘧啶的辅助化疗已被批准用于Ⅲ期肿瘤，而围绕Ⅱ期肿瘤的治疗策略仍存在未解决的问题。来自随机临床试验的直接证据表明，如何更好地对Ⅱ期结肠癌进行分组，并确定哪些患者需要化疗、具体化疗方案和化疗时长如何界定，仍然不明确；目前的建议多数是基于从Ⅲ期结肠癌的研究经验中推断出的生存益处。

结肠癌治疗复发风险和并发症的评估至关重要。

复发风险的评估有助于临床医生选择 II 期结肠癌的最佳治疗策略，"高风险" II 期结肠癌患者认定为至少具有以下因素之一：pT_4 期、肠穿孔或梗阻、淋巴管血管神经侵袭、组织学分化差（不包括 MSI-H 肿瘤）、淋巴结检出数目不足或术后切缘阳性。

在 ESMO 最近发布的非转移性结肠癌患者指南中，无论其微卫星状态如何，< 12 个淋巴结和 T_4 肿瘤的患者都被视为高风险；事实上，MSI 在该亚组中的作用是不确定的。关于 T_4 肿瘤，美国癌症联合委员会（AJCC）第八版观察到 II B 期和 II C 期（T_4 疾病）的 5 年生存期（72.2%）低于 III A 期（T_3 肿瘤，83.4%），这表明肠壁的深穿透可能是一个比有限淋巴结受累更差的预后因素。

到目前为止，MSI 状态或 DNA dMMR 是决定 II 期结肠癌治疗管理的最可靠的预后分子标记。大约 20% 的 II 期结肠癌具有 MSI/dMMR 状态，通常与年龄较小、T 分期较高、N 期较低、近端结肠和高级别病变有关。有趣的是，与 MSS 或 pMMR 和对 5-氟尿嘧啶有潜在耐药性的患者相比，未经治疗的 MSI-H/dMMR II 期结肠癌患者预后良好。在 MOSAIC 试验中，微卫星状态的亚组分析显示，通过添加奥沙利铂，II 期和 III 期结直肠癌的 OS 显著改善，尽管这些肿瘤的数量很少，但对于 dMMR 患者，似乎可以从 FOLFOX4 的化疗中受益。然而在 NSPC-07 中，奥沙利铂在 dMMR 肿瘤中没有显示活性。目前正在对 MOSAIC 和 NSABP C-07 进行汇总分析，以证明 MMR 对化疗效果的影响。

如前所述，MSI/MMR 是 II 期结肠癌中最可靠的预后和预测性分子标志物。它提示更好的预后，同时该类患者可能较少地从 5- 氟尿嘧啶的单药辅助化疗中获益。因此，除奥沙利铂外，辅助化疗仅适用于高危患者（T_4 肿瘤）。最近的一项研究显示，与单纯手术相比，接受 FOLFOX 而非 5- 氟尿嘧啶的单药辅助化疗的患者 DFS 更好。值得注意的是，临床试验是在精心挑选的人群中进行的，严格的纳入标准可能会将老年患者排除在外。结肠癌初诊患者的中位年龄为 70 岁。因此，许多患者都是老年人，因此平衡辅助化疗的个体风险和收益是非常重要的。然而，研究的设计通常很少将高龄（如 75 岁甚至 80 岁）的患者纳入试验，即使有部分高龄患者，从治疗老年患者中得出的结论是基于亚组分析，通常只有不到 1% 的试验参与者是 80 岁。特别是在许多临床试验中，未观察到辅助治疗对老年人的生存效果。很多研究认为在年龄大于 65 岁的患者中，辅助 FOLFOX 的益处有限。相比之下，一项包含 3000 例 II 期和 III 期结肠癌的汇总分析报告，与整个人群相比，老年患者的获益相似，不良事件无显著差异。因此，应仔细考虑 II 期结肠癌老年患者的治疗决策，评估患者合并症、体力状态和预期寿命。

关于化疗时长问题，根据 IDEA 数据，基于奥沙利铂的 II 期结肠癌辅助治疗的持续时间可调整为 CAPOX 为 3 个月或 6 个月，FOLFOX 为 6 个月，其中，6 个月的治疗应该是评估患者合并症和治疗意愿的第一选择。

结直肠癌术后辅助化疗可以有效地减少复发转移，提高患者远期生存，但如何避免过度治疗是多年来研究的重点。几项研究表明，循环肿瘤 DNA（ctDNA）很有可能为 Ⅱ 期和 Ⅲ 期疾病风险分层的当前范式带来革命性变革，其显著优势是可以通过血液检测来确定。Tie 等在 7.9% 的 Ⅱ 期疾病患者中检测到术后 ctDNA，报告复发风险增加（分别为 79% 和 9.8%）。辅助化疗是否能清除 Ⅱ 期结肠癌中的 ctDNA，目前正在几个进行中的临床试验中评估，包括 DYNAMIC 研究（NCT03737539）、COBRA 试验（NCT04068103）和 PRODIGEO-CIRCULATE（NCT04120701）。

2022 年发表在新英格兰医学杂志的 DYNAMIC 研究发现 ctDNA 可指导辅助化疗的实施，以手术后第 4 周或第 7 周的 ctDNA 结果为准，ctDNA 阳性结果的患者进行基于奥沙利铂或氟尿嘧啶的辅助化疗，而 ctDNA 阴性的患者不接受辅助化疗。该研究有助于化疗人群的筛选，但对持续阳性患者的方案选择尚无结论。

辅助化疗在 Ⅱ 期结肠癌中的益处仍在争论中。所有结果均来自 Ⅲ 期试验的亚组分析，没有专门针对这些患者的研究。在这种情况下的治疗决策应仔细考虑评估患者的合并症、表现状态、风险评估和预期寿命。根据估计的复发风险，可以选择术后随诊监测到 6 个月以内的 FOLFOX 方案化疗等不同治疗策略。迄今为止，参与治疗决策的唯一分子标记是肿瘤的 MSI/MMR 状态。在不久的将来，世界各地的大多数合作组织决定通过 ctDNA 评估追踪最小残留疾病，并测试阳性患者对辅助治疗的兴趣，或根据 ctDNA 结果指导治疗。

34. 直肠癌的辅助化疗可能需要综合印证

尽管结肠癌和直肠癌经常被归类为单一的癌种，两者之间的治疗方法和复发模式还是存在较大差异。虽然有多项研究评估了结肠癌的最佳全身治疗方案，但直肠癌辅助治疗的数据仍然很少。近年来，直肠癌的治疗已经有了显著发展。但因为缺乏直肠癌辅助治疗数据，目前通常根据结肠癌研究结果进行推断。因此直肠癌的辅助化疗可能需要综合印证。

（1）是否需要辅助化疗

由于术前化疗或放化疗的使用、MRI 精准的分期、更精确的手术和多学科团队参与，直肠癌局部复发的风险显著降低，但全身转移的风险却没有得到明显降低。在过去几十年里，在很多随机放射治疗试验中也发现了这一点。大多数直肠癌患者在根治性手术后死亡的主要原因都是因为远处转移性疾病。如果患者对远处转移进行充分的分期并得到适当的治疗，患者的生存可能会受益。

EORTC 22921 研究检查了辅助化疗对局部晚期直肠癌的作用，将 $T_3 \sim T_4$ 期可切除直肠癌患者（1011 例）随机分为术前放疗、术前放化疗、术前放疗和术后化疗及术前放化疗和术后化疗。接受化疗组术后 5 年局部复发率分别为 8.7%、9.6% 和 7.6%，未接受化疗组为 17.1%（$P = 0.002$）。这些数据证实，在新辅助和辅助治疗中加入化疗减少了患者的局部复发。

2004 年 Sauer 等所做的一项改变临床实践的研究确定了新辅助而不是辅助放化疗作为直肠癌的标准治疗。在 11 年的随访中，术前放化疗组局部复发累积发生率为 7.1%，而对照组辅助放化疗为 10.1%。

Cionini 等一项随机试验直接质疑接受新辅助放化疗后手术的 cT_3 或 cT_4 期患者辅助化疗的作用。本研究中的 655 例患者被随机分配接受 6 个周期的 5-FU 治疗或观察。5 年随访期间，总生存、局部复发或远处转移无差异。

PROCTOR-SCRIPT 试验随机分配接受新辅助放疗或放化疗和 TME 的 Ⅱ 期或 Ⅲ 期直肠癌患者接受辅助化疗与观察。试验共入组 437 例符合条件的患者，5 年随访时间内，总生存、无复发生存、局部复发或远处转移没有差别。

为了通过患者数量提高统计效能，一项对来自欧洲的 4 个随机试验的患者数据进行的荟萃分析共纳入了 1196 例接受新辅助治疗和手术切除的 Ⅱ 期或 Ⅲ 期直肠癌患者，辅助化疗与单纯随访观察相比，OS、DFS 或远处转移没有差异。更重要的是在这些研究中，辅助化疗的依从性为 43% ~ 73%。患者在接受术前治疗及术后的体力状态下降，从而导致整体人群化疗的依从性下降，进而影响了辅助化疗在直肠癌中的作用。

有研究表明，对全身化疗的敏感性同时取决于结肠癌患者的微卫星状态。MSI-H 或 dMMR 型结肠癌患者可能对辅助治疗无效。这一点可能同样适用于直肠癌。

总的来说，这些数据不支持接受新辅助放化疗和手术的局部晚期直肠癌患者常规使用辅助化疗。目前，一些预测复发及转移的分子生物标志物的研究给了人们新的希望，DYNAMIC 研究发现 ctDNA 可指导辅助化疗的实施，以手术后第 4 周或第 7 周的 ctDNA 的结果为准，ctDNA 阳性结果的患者进行基于奥沙利铂或氟尿嘧啶的辅助化疗，而 ctDNA 阴性的患者不接受辅助化疗。

（2）最佳辅助化疗时机

直肠癌根治性手术后何时开始辅助化疗，不同研究报道不一。在手术加辅助治疗优于单纯手术的直肠癌试验中，辅助治疗通常在 5 周内开始，最多在 8 周内开始。在挪威中心，治疗应在 3 ~ 4 周内开始，最多为 6 周。在荷兰的一项研究中，同样旨在确认辅助治疗的益处，发现结肠癌 Ⅱ ~ Ⅲ 期存在显著差异；辅助治疗必须在 8 周内开始，但是无论是在 4 周之前还是之后开始，疗效都没有差异。目前大多数指南及共识推荐术后辅助化疗应该在术后 4 ~ 6 周开始。

（3）最佳化疗时间

目前还没有关于直肠癌辅助化疗持续时间的试验，治疗最佳时间很大程度上参考了结肠癌的经验，其标准辅助化疗时间为6 个月。2017 年 ASCO 上，来自 IDEA 比较 6 个月与 3 个月奥沙利铂辅助治疗的 6 项随机试验的荟萃分析研究结果显示，与 3 个月辅助治疗相比，6 个月辅助化疗发生 3 级或 4 级神经毒性的概率更高，FOLFOX 组分别为 16%vs.3%，CAPOX 组为 9%vs.3%。在平均 39 个月的随访中，3 个月和 6 个月辅助治疗的 3 年 DFS 分别为 74.6% 和 75.5%。

鉴于许多直肠癌患者通常在术前接受新辅助放化疗，而结肠癌患者则是直接进行手术然后辅助治疗的情况，根据这些数据推断直肠癌的辅助治疗是不够准确的。那么患者辅助化疗时长应该如何确定，NCCN 指南目前推荐 6 个月的围手术期治疗用于可切除直肠癌患者，通常包括 5 ~ 6 周的术前放化疗和 4 个月的辅助化疗。

基于既往研究，并没有能对术后辅助化疗在接受新辅助放疗的直肠癌患者中得出一致的结论，并且新辅助放疗后不同的术后病理分期可能会影响辅助化疗价值的判断。因此，复旦大学附属肿瘤医院大肠癌多学科团队的李心翔教授、章真教授领衔发起了一项针对接受新辅助放化疗的 cT_{3b}/T_4，N_+ 的直肠癌患者的研究，依据术后病理分期，对 pCR 或 yp Ⅰ期的患者比较观察组和 5-FU 类单药化疗组的非劣效研究，对 yp Ⅱ期或Ⅲ期的患者比较奥沙利铂联合化疗对 5-FU 的优势研究，争取为局部晚期的直肠癌患者术后辅助化疗提供高级别的循证医学证据。

局部进展期直肠癌远处转移率近 30%，因此迫切需要优化全身治疗方案。临床肿瘤医生需要根据患者的合并症、肿瘤分期（新辅助治疗前后）、肿瘤反应、病理特点和术后表现状况，对辅助化疗的潜在优势和缺点进行详细的讨论然后制定治疗策略。

35. 可切除局部进展期结肠癌新辅助化疗受到关注

对于手术切除的Ⅲ期和高危Ⅱ期结肠癌，辅助化疗是公认的标准治疗方法。尽管如此，20% ~ 30% 的患者仍会出现复发，肿瘤复发仍然是避不开的"魔咒"。局部进展期结肠癌新辅助化疗尚存争议。支持的观点认为，术前对患者进行分层及预测结局的放射学技术已取得很大进展，已有研究显示结直肠癌患者术前化疗可达到显著的病理学缓解，围手术期化疗已证实对结直肠癌伴肝转移或其他肿瘤具有生存获益，基于此，局部进展期结肠癌的新辅助化疗似乎具有潜在益处：新辅助化疗可提高 R_0 切除率；尽早开始全身治疗，控制微转移；减少术中播散；新辅助化疗还可以评估肿瘤治疗敏感性，指导术后药物选择等。不支持的观点则认为：新辅助化疗的生存获益尚不明确；存在一定的疾病进展风险；化疗中可能存在肠梗阻 / 穿孔、肝损伤、组织水肿等不良反应；CT 分期准确性欠佳，存在潜在过度治疗风险等。

（1）新辅助治疗的可行性

在 2016 年版指南中，专家组对可切除临床 T4b 结肠癌增加了 FOLFOX 或 CAPEOX 新辅助治疗的选项。随机Ⅲ期 FOxTROT 研究正在评估这种方法是否能改善 DFS（NCT00647530），研究纳入 1052 例可切除结肠癌患者，按照 2∶1 比例随机分至试验组（术前 6 周 FOLFOX 方案新辅助化疗 + 手术 + 术后 18 周 FOLFOX 方案化疗）和对照组（手术 + 术后 24 周 FOLFOX 方案化疗），结果显示，两组患者 2 年后治疗失败率分别为 14% 和 18%，两者比较，差异无统计学意义，而试验组 59% 出现肿瘤学退缩，其中 4% 达到 pCR。因此，认为新辅助化疗提高结肠癌手术效果，可作为治疗方案选择。

这些结果支持了新辅助治疗作为结肠癌治疗选择的可行性。对体积大的淋巴结转移或临床 T_{4b} 患者，指南建议对于初始治疗者考虑行新辅助化疗，应用 FOLFOX 或 CAPEOX 方案。但目前新辅助化疗最佳周期数尚不明确。FOxTROT 研究中的试验组治疗模式是术前 3 个周期化疗（5-FU/LV/ 奥沙利铂），然后手术，手术后 9 个周期化疗，可供参考。

（2）生物制剂的应用

为了取得更好的生存结果，增强治疗强度也是目前研究的热点，增加治疗强度的一个方式是联合靶向治疗。目前伊立替康、贝伐珠单抗和西妥昔单抗辅助治疗进展期结肠癌患者的几项研究均得到阴性结果。美国 MSKCC 一项研究（NCT00826800）将FOLFOX 联合贝伐珠单抗用于新辅助化疗，但联合贝伐珠单抗时需要注意，一旦发生肠梗阻、肠穿孔，需要急诊手术或留置支架，可能增加并发症风险。同样探讨结肠癌新辅助治疗的 PRODIGE 22-ECKINOXE 这项随机Ⅱ期试验中 RAS 野生型肿瘤被随机接受化疗与化疗加西妥昔单抗；然而，在中期分析显示缺乏疗效后，被提前停止。法国的 ECKINOXE 研究中使用的是 FOLFOX 4 联用西妥昔单抗方案，但基于此前 New EPOC 研究中可切除结肠癌肝转移化疗联合西妥昔单抗新辅助治疗失败的经验，应当谨慎考虑此种联合策略。另一种是选择 FOLFOXIRI 三药强化治疗。既往研究表明，相比两药方案，FOLFOXIRI 方案可带来更高的ORR。FOxTROT 3 研究将探讨 FOLFOXIRI 新辅助化疗的价值。

（3）新辅助免疫治疗

在免疫治疗方面，近期发表在 *Nature medicine* 的 NICHE 研究评估了 40 例接受艾匹利木单抗（ipilimumab）联合纳武利尤单抗（nivolumab）新辅助治疗的Ⅰ~Ⅲ期结肠癌患者的有效性。其中，dMMR 患者的病理缓解（PR）率达到 100%，pMMR 患者的 PR 率为 27%，两组病理完全缓解（pCR）率分别为 60% 和13%。新辅助免疫治疗在 dMMR 或 MSI-H 的Ⅰ~Ⅲ期结肠癌新辅助治疗中展现出良好的治疗潜力，值得在更大样本的研究中验证长期生存获益。

KEYNOTE-177、CheckMate-142 等分别探索了免疫治疗在 MSI-H/dMMR 转移性结直肠癌的一线及后线治疗的价值。KEYNOTE-177 研究中位随访 32.4 个月的结果显示，帕博利珠单抗单药组的疾病 PFS 优于化疗组，分别为 16.5 个月和 8.2 个月；CheckMate-142 研究纳入了 76% 二线及以上化疗和（或）靶向治疗后的人群，ORR 和疾病控制率（DCR）仍分别高达 69% 和 84%，完全缓解率为 13%。

在 MSI-H/dMMR 转移性结直肠癌中的研究结果鼓舞了免疫治疗在术前治疗的探索。来自荷兰的 NICHE 研究、Voltage 研究等证明了免疫新辅助治疗在结直肠癌的疗效。NICOLE 研究则评估了纳武利尤单抗单药用于局部晚期结肠癌新辅助治疗的疗效，结果显示，这一方案的降期率为 70%，R_0 切除率达到 100%。总体上，免疫新辅助治疗在结直肠癌中有着巨大的应用前景。

值得注意的是，MSI-H/dMMR 结直肠癌具有对常规放化疗抵抗的特点，不论是早期还是晚期探索，均难以从化疗中获益。目前，CSCO 指南和 NCCN 指南均推荐所有的结直肠癌患者需进行 MMR/MSI 的检测，以指导免疫治疗，获得最大生存获益。

（4）新型生物标志物

目前有些研究报道某些生物标志物能够更好地个性化精准

指导新辅助治疗，避免新辅助治疗应用在无法获益的人群中。PDK4 的上调已被证明与低度转移性结直肠癌新辅助化疗后肝功能的改善有关。NDRG1 与奥沙利铂反应相关。此外，一些标志物与肿瘤的耐药相关，包括细胞核 NAC1、HMGB1 和 ABCB5。ctDNA 是一种新兴的工具，在新辅助治疗环境中可用于评估治疗反应，辅助指导新辅助治疗无反应患者加强治疗或立即手术。

越来越多的研究认为，对于结肠癌，新辅助化疗的应用可获得较直接手术联合辅助治疗更好的肿瘤学结局。2022 年第 1 版 NCCN 指南针对最初无法切除或医学上无法手术的非转移性结肠癌（如肿块型、淋巴结病变或临床 T_{4b} 分期）患者，推荐使用 FOLFOX 或 CAPEOX 的新辅助化疗。免疫新辅助治疗在结直肠癌领域的初步探索结果令人欣喜，尤其是其中针对 MSI-H/dMMR 结直肠癌的探索值得期待。

36. 新辅助免疫治疗正在成为趋势

结直肠癌的新辅助治疗以传统放化疗为主，dMMR 和 MSI-H 的结直肠癌患者并不能从新辅助化疗中获益，为豁免手术或改变手术方式，该人群的其他新辅助治疗方式值得进一步探索。

2022 年，纪念斯隆－凯特琳癌症中心 Andrea Cercek 教授报告了一项纳入 13 例 dMMR 直肠癌患者接受 PD-1 单克隆抗体治疗的单臂研究，结果显示，接受大于 3 个月评估的 12 例患者，所有患者均达到临床完全缓解（clinical completely response，cCR），缓解率100%，随访期间（6～25个月）没有发现进展或复发的病例，未观察到大于3级的严重不良事件，表明新辅助PD-1单克隆抗体单药在dMMR直肠癌中有效且耐受性良好，可以避免放化疗和手术。

免疫治疗在可切除结肠癌患者中也显示出一定疗效。荷兰Niche研究纳入了40例早期结肠癌患者，术前接受短程PD-1单克隆抗体加细胞毒性T淋巴细胞相关抗原-4（cytotoxic T lymphocyte-associated antigen-4，CTLA-4）单克隆抗体治疗，4周后均行根治术，结果显示，dMMR患者缓解率达到100%，其中pCR占60%，而pMMR患者中也有27%产生良好的病理学应答，且3～4级免疫相关不良事件发生率为13%。我国PICC研究纳入dMMR/MSI-H的局部进展期结直肠癌患者，术前使用3个月抗PD-1单克隆抗体或联合环氧合酶-2（COX-2）抑制剂治疗，结果显示，联合治疗组pCR率高达88%，PD-1单克隆抗体单药治疗组pCR率为65%，入组患者在治疗期间均无疾病进展，出现≥3级不良反应率仅为3%，且最终都接受根治术，因此，该研究证实dMMR/MSI-H患者术前接受PD-1单克隆抗体的高效性和安全性。

2023年，中山大学肿瘤防治中心联合多中心共同开展了以PD-1抗体免疫治疗作为dMMR/MSI-H非转移性结直肠癌新辅助治疗手段的多中心真实世界队列研究。研究纳入了来自国内三家中心接受 PD-1 抗体新辅助免疫治疗的 73 例结直肠癌患者。结果显示，84.9% 的患者获得客观缓解，其中 23.3% 为 cCR 采取了观察等待策略。即便对于局部分期较晚的患者，客观缓解率也达到了 84%。在接受手术的患者中，有近 60% 的患者获得 pCR。平均随访了 17.2 个月后，中位 DFS 和中位 OS 均未达到。在接受手术和达到完全缓解的患者中，2 年肿瘤特异性无病生存率和总生存率均为 100%。

随着免疫治疗在肿瘤领域的广泛应用，对其安全性的研究数据越来越多。结直肠癌免疫治疗的不良反应中，KEYNOTE-177 研究报告的常见不良反应包括腹泻、疲乏、恶心、食欲减退、脱发等，3 级及以上的不良反应占 22%，免疫相关不良反应包括甲状腺功能减退、结肠炎、甲亢、肺炎和肾上腺功能不全等，3 级及以上不良反应占 9%。总体看，免疫治疗的安全性是可接受、可预期、可控制的。

就直肠癌而言，传统新辅助治疗的 pCR 率不足 20%，接受等待观察及非手术治疗的机会较小，但 dMMR 人群单纯免疫治疗 pCR 率高达 60%，这为低位直肠癌非手术治疗的开展注入了新的动力和强心剂。虽然，结肠癌患者对生活质量的诉求不如直肠癌迫切，但因其 dMMR 人群显著高于直肠癌，因此从改善生存抑或避免或减少手术创伤方面，仍有很大的治疗需求。

37. 全程辅助治疗在直肠癌诊疗中的影响

全程新辅助治疗（total neoadjuvant therapy，TNT）是指在局部进展期直肠癌（locally advanced rectal cancer，LARC）围手术期治疗中，将更多或全部的术后辅助性化疗移到手术前来进行的治疗模式。TNT 根据化疗与放疗的时间顺序，分为诱导化疗和巩固化疗两种治疗模式，前者即先行新辅助化疗再行同步放化疗，后者即先行同步放化疗再行新辅助化疗。

对于 LARC，当前的标准治疗模式也称为"三明治模式"，是术前同步放化疗（chemoradiotherapy，CRT）+ 全直肠系膜切除术（total mesorectal excision，TME）+ 辅助化疗。自 2008 年 NCCN 指南指出，除了有放疗禁忌证的患者，对于 LARC 患者建议行术前新辅助同步放化疗。但在中国，"三明治模式"完成率低，患者接受术前放疗比例仅为 10% ~ 15%，远低于国际水平，与欧美发达国家相差甚多。然而，在 EORTC 22921 研究中显示，超过 30% 的 LARC 患者未接受辅助化疗，仅有 50% 接受辅助化疗的患者完成了规范的全部疗程，且对远期生存改变并不大，DFS、10 年 OS 无显著差异。这可能与患者发生严重并发症（吻合口瘘或会阴部切口感染等）延误化疗时机、术后免疫力降低导致对化疗药物耐受性差、术中建立的保护性造口导致了并发症及患者生存意志薄弱等相关。

早期 TNT 治疗研究数据表明，TNT 并不能改善远期生存，但能降低药物毒性反应，增加患者的依从性、耐受性。而新近的一些研究表明 TNT 不仅提高了保肛率、pCR 率，还提升了 DFS 及无复发生存期，较传统"三明治模式"有一定程度改善。2021 年，RAPIDO 研究结果显示，短程放疗＋全剂量巩固化疗 6～9 个周期＋手术组与对照组长程放化疗＋手术＋辅助化疗治疗组比较，疾病相关治疗失败率从 30.4% 显著降低至 23.7%，远处转移发生率从 26.8% 降低至 20.0%，而 pCR 率是对照组的 2 倍。2022 年，国内多中心 STELLAR 研究头对头比较短程放疗序贯巩固化疗 4 个周期和同步放化疗，再接受手术治疗和辅助化疗，结果显示，两组患者 3 年无病生存率分别为 64.5% 和 62.3%，而 3 年总生存率分别为 86.5% 和 75.1%。上述研究结果均表明对于中低位局部进展期直肠癌患者，短程放疗序贯化疗可作为标准同步放化疗的替代方案。

TNT 模式作为直肠癌综合治疗新模式，已经被 NCCN 用于指导临床治疗。骨髓是人体最重要的造血场所，TNT 模式中还应关注放化疗引起的骨髓抑制，中性粒细胞减少是引起化疗延迟和减量的重要原因，中性粒细胞减少性发热（FN）可危及生命，是肿瘤的急症之一。希望 TNT 模式将在亚洲人群中开展安全性、耐受性、毒性反应、生存期等方面的研究，让更多的医生和患者逐渐接受新模式。

转移性结直肠癌的治疗

38. 可切除结直肠癌肝/肺转移的新辅助化疗是否联合靶向治疗

2016 年 ESMO 指南、2017 年 NCCN 指南及 2019 年 CSCO 指南均推荐，根据患者的个人情况，以奥沙利铂为基础的 FOLFOX/CapeOX 方案，或以伊立替康为基础的 FOLFIRI 方案均可以用于结直肠癌肝/肺转移患者的新辅助化疗。然而，指南对于是否要联合靶向药物一直没有统一说法。

2020 年，New EPOC 研究公布了其前期结果。该研究纳入了 257 例符合要求的初始可切除结直肠癌肝转移接受化疗联合西妥昔单抗和单独化疗两种术前新辅助治疗模式。结果显示，两组的无进展生存期（PFS）并没有显著差异（22.2 个月 *vs.*15.5 个月），而单纯化疗组的 OS 显著高于化疗联合 Cet 组（81.0 个月 *vs.*55.4

个月）；单纯化疗组和化疗联合 Cet 两组的术前化疗的完全 / 部分缓解率之间差异也没有统计学意义（61%*vs*.72%，*P* = 0.383）。该研究证明相对于单纯化疗，在围手术期应用化疗联合 Cet 对初始可切除 CRLM 患者的生存率存在负面的影响，Cet 不建议应用于初始可切除 CRLM 患者的新辅助治疗。

贝伐珠单抗作为结直肠癌靶向治疗常用药物之一，其在结直肠癌肝 / 肺转移中的疗效也已经得到了肯定。2018 年，TRIBE 研究中提出三药联合 VEGF 抗体药物 Bev 可能是右半结肠需要强烈转化治疗患者的首选方案，然而 Bev 在初始可切除 CRLM 患者中使用价值的相关研究较少。Nasti 等在 2013 年进行的一项Ⅱ期临床研究，是第一个研究伊立替康为基础的化疗方案联合 Bev 在初始可切除 CRLM 中疗效的试验，其结果显示初始可切除 CRLM 使用 FOLFIRI+Bev 新辅助治疗方案是可行的，病理完全缓解率达 12.8%（TRG 1 级），而达到部分缓解（TRG2，3 级）的患者占 30.8%。与此同时，Constantinidou 等也提出相同的观点，认为加用 Bev 可以提高肿瘤病灶的完全缓解率和总生存率。

但是由于缺乏更高级的研究结果证据，在新辅助化疗中是否联合靶向治疗，仍有待大规模 RCT 证实。笔者认为，在当前临床实践中，应该进行个体化分析：对于外科技术上容易切除且肿瘤生物学行为比较好的患者，不主张联合靶向药物；对于存在复发风险评分高（CRS 评分、GAME 评分）、ctDNA 水平高、对初期化疗不敏感等不良预后因素，联合靶向治疗不失为一种选择（左半结肠且 *RAS/BRAF* 野生型，联合西妥昔单抗；*RAS* 突变型或右半结肠且 *RAS/BRAF* 野生型，联合贝伐珠单抗）。

39. 手术完全切除肝转移灶仍是目前可能治愈结直肠癌肝转移的唯一方法

推荐符合下述手术适应证的患者在适当的时机接受手术治疗。初始肝转移灶不可切除的患者推荐经多学科讨论后行新辅助化疗，以期转化为可切除肝转移并择机接受手术。

肝转移灶手术的适应证包括：结直肠癌原发灶能够或已经根治性切除；根据肝脏解剖学基础和病灶范围肝转移灶可完全（R_0）切除，且要求保留足够的肝脏功能，肝脏残留容积 ≥ 50%（同步原发灶和肝转移灶切除）或 ≥ 30%（分阶段原发灶和肝转移灶切除）；患者全身状况允许，没有不可切除的肝外转移病变。

肝转移灶手术的禁忌证包括：结直肠癌原发灶不能取得根治性切除；出现不能切除的肝外转移；预计术后残余肝脏容积不够；患者全身状况不能耐受手术。

参考文献

1. CAO M, LI H, SUN D, et al.Cancer burden of major cancers in China: a need for sustainable actions.Cancer Communications, 2020, 40（5）: 205-210.

2. CAO W, CHEN H D, YU Y W, et al.Changing profiles of cancer burden worldwide and in China: a secondary analysis of the global cancer statistics 2020. Chinese Medical Journal, 2021, 134（7）: 783-791.

3. SIEGEL R L, MILLER K D, FUCHS H E, et al.Cancer statistics, 2022.CA CANCER J CLIN, 2022, 72（1）: 7-33.

4. SIEGEL R L, MILLER K D, GODING SAUER A, et al.Colorectal cancer statistics, 2020.CA: A Cancer Journal for Clinicians, 2020, 70（3）: 145-164.

5. SHAUKAT A, LEVIN T R.Current and future colorectal cancer screening strategies.Nat Rev Gastroenterol Hepatol, 2022, 19（8）: 521-531.

6. XIA C, DONG X, LI H, et al.Cancer statistics in China and United States, 2022: profiles, trends, and determinants.Chinese Medical Journal, 2022, 135（5）: 584-590.

7. SINICROPE F A.Increasing incidence of early-onset colorectal cancer.N Engl J Med, 2022, 386（16）: 1547-1558.

8. AMODIO V, LAMBA S, CHILÀ R, et al.Genetic and pharmacological modulation of DNA mismatch repair heterogeneous tumors promotes immune surveillance.Cancer Cell, 2023, 41（1）: 196-209, e5.

9. JAHANAFROOZ Z, MOSAFER J, AKBARI M, et al.Colon cancer therapy

by focusing on colon cancer stem cells and their tumor microenvironment.J Cell Physiol, 2020, 235（5）: 4153-4166.

10. JUNG G, HERNÁNDEZ-ILLÁN E, MOREIRA L, et al.Epigenetics of colorectal cancer: biomarker and therapeutic potential.Nat Rev Gastroenterol Hepatol, 2020, 17（2）: 111-130.

11. NIEKAMP P, KIM C H.Microbial metabolite dysbiosis and colorectal cancer. Gut Liver, 2023, 17（2）: 190-203.

12. LIN Y, LAU H C, LIU Y, et al.Altered mycobiota signatures and enriched pathogenic aspergillus rambellii are associated with colorectal cancer based on multicohort fecal metagenomic analyses.Gastroenterology, 2022, 163（4）: 908-921.

13. REZASOLTANI S, AGHDAEI H A, JASEMI S, et al.Microbiota as novel biomarkers for colorectal cancer screening.Cancers, 2023, 15（1）: 192.

14. MOZAFFARI S A, SALEHI A, MOUSAVI E, et al.SARS-CoV-2-associated gut microbiome alteration; A new contributor to colorectal cancer pathogenesis.Pathol Res Pract, 2022, 239: 154131.

15. DEHMER S P, O'KEEFE L R, EVANS C V, et al.Aspirin use to prevent cardiovascular disease and colorectal cancer: updated modeling study for the us preventive services task force.JAMA, 2022, 327（16）: 1598-1607.

16. FIGUEIREDO J C, JACOBS E J, NEWTON C C, et al.Associations of aspirin and non-aspirin non-steroidal antiinflammatory drugs with colorectal cancer mortality after diagnosis.JNCI J Natl Cancer Inst, 2021, 113（7）: 833-840.

17. FU J, XU Y, YANG Y, et al.Aspirin suppresses chemoresistance and enhances antitumor activity of 5-Fu in 5-Fu-resistant colorectal cancer by abolishing 5-Fuinduced NF-jB activation.Sci Rep, 2019, 9（1）: 1-11.

18. GALEANO NIÑO J L, WU H, LACOURSE K D, et al.Effect of the intratumoral microbiota on spatial and cellular heterogeneity in cancer.Nature, 2022, 611（7937）: 810-817.

19. WIESZCZY P, KAMINSKI M F, FRANCZYK R, et al.Colorectal cancer incidence and mortality after removal of adenomas during screening colonoscopies. Gastroenterology, 2020, 158（4）: 875-883.

20. 顾晋. 重视结直肠癌的术前分期规范结直肠癌的综合治疗. 中华外科志, 2012, 50（3）: 193-195.

21. 顾晋, 杜长征. 从解剖学角度谈中低位直肠癌术式选择. 中国实用外科杂志, 2009, 29（4）: 300-302.

22. 中华人民共和国国家卫生健康委员会医政医管局, 中华医学会肿瘤学分会. 中国结直肠癌诊疗规范（2020 年版）. 中国实用外科杂志, 2020, 40（6）: 601-625.

23. SPRENGER T, BEIßBARTH T, SAUER R, et al.The long-term influence of hospital and surgeon volume on local control and survival in the randomized German Rectal Cancer Trial CAO/ARO/AIO-94.Surg Oncol, 2020, 35: 200-205.

24. 程邦昌, 昌盛, 黄杰, 等. 结肠代食管术中结肠血管结构的研究. 中华医学杂志, 2006,（21）: 1453-1456.

25. 杨晓飞，李国新，钟世镇，等．肠系膜下动脉根部自主神经保护的解剖学基础．中国临床解剖学杂志，2013，31（5）：497-500.

26. 尤小兰，王元杰，程之逸，等．腹腔镜直肠癌全直肠系膜切除术中保留左结肠动脉的临床研究．中华胃肠外科杂志，2017，20（10）：1162-1167.

27. 顾晋，马朝来，夏家骝．直肠癌根治术中保留骨盆自主神经的神经解剖学基础及临床意义．中华外科杂志，2000，38（2）：3.

28. 张卫光，张雅芳，武艳．系统解剖学．4 版．北京：北京大学医学出版社，2018：281.

29. 王建六，廖利民，任东林．盆底医学．北京：北京大学医学出版社，2021：144，146.

30. 顾晋，李学松．保留盆腔自主神经的直肠癌手术对男性排尿及性功能的影响．中华胃肠外科杂志，2001，4（2）：125-127.

31. ZHU X M，YU G Y，ZHENG N X，et al.Review of Denonvilliers' fascia：the controversies and consensuses.Gastroenterol Rep（Oxf），2020，8（5）：343-348.

32. 杜长征，顾晋．直肠癌外科手术的应用解剖．中国实用外科杂志，2008，28（9）：785-788.

33. STELZNER S，HEINZE T，NIKOLOUZAKIS T K，et al.Perirectal fascial anatomy：new insights into an old problem.Dis Colon Rectum，2021，64（1）：91-102.

34. WASMUTH H H，FAERDEN A E，MYKLEBUST T Å，et al.Transanal total mesorectal excision for rectal cancer has been suspended in Norway.Br J Surg，2020，

107（1）：121-130.

35. ROODBEEN S X，PENNA M，VAN DIEREN S，et al.Local recurrence and disease-free survival after transanal total mesorectal excision：results from the international TaTME registry.J Natl Compr Canc Netw，2021，19（11）：1232-1240.

36. ROODBEEN S X，SPINELLI A，BEMELMAN W A，et al.Local recurrence after transanal total mesorectal excision for rectal cancer：a multicenter cohort study.Ann Surg，2021，274（2）：359-366.

37. GAO Z，GU J.Surgical treatment of locally recurrent rectal cancer：a narrative review.Ann Transl Med，2021，9（12）：1026.

38. BUSCAIL E，CANIVET C，SHOURICK J，et al.Perineal wound closure following abdominoperineal resection and pelvic exenteration for cancer：a systematic review and meta-analysis.Cancers，2021，13（4）：721.

39. SIENA S，DI BARTOLOMEO M，RAGHAV K，et al.Trastuzumab deruxtecan（DS-8201）in patients with HER2-expressing metastatic colorectal cancer（DESTINY-CRC01）：a multicentre，open-label，phase 2 trial.Lancet Oncol，2021，22（6）：779-789.

40. CHOONG G M，CULLEN G D，O'SULLIVAN C C.Evolving standards of care and new challenges in the management of HER2-positive breast cancer.CA Cancer J Clin，2020，70（5）：355-374.

41. FU X，YING J，YANG L，et al.Dual targeted therapy with pyrotinib and trastuzumab for HER2-positive advanced colorectal cancer：a phase 2 trial.Cancer Sci，

2023, 114（3）：1067-1074.

42. JACOBS S A, LEE J J, GEORGE T J, et al.Neratinib-Plus-Cetuximab in quadruple-WT（KRAS, NRAS, BRAF, PIK3CA）metastatic colorectal cancer resistant to Cetuximab or Panitumumab：NSABP FC-7, a phase Ib study.Clin Cancer Res, 2021, 27（6）：1612-1622.

43. SHITARA K, BANG Y J, IWASA S, et al.Trastuzumab Deruxtecan in previously treated HER2-positive gastric cancer.N Engl J Med, 2020, 382（25）：2419-2430.

44. MERIC-BERNSTAM F, BEERAM M, HAMILTON E, et al.Zanidatamab, a novel bispecific antibody, for the treatment of locally advanced or metastatic HER2-expressing or HER2-amplified cancers：a phase 1, dose-escalation and expansion study. Lancet Oncol, 2022, 23（12）：1558-1570.

45. CERCEK A, LUMISH M, SINOPOLI J, et al.PD-1 Blockade in mismatch repair-deficient, locally advanced rectal cancer.N Engl J Med, 2022, 386（25）：2363-2376.

46. CHALABI M, FANCHI L F, DIJKSTRA K K, et al.Neoadjuvant immunotherapy leads to pathological responses in MMR-proficient and MMR-deficient early-stage colon cancers.Nat Med, 2020, 26（4）：566-576.

47. HU H, KANG L, ZHANG J, et al.Neoadjuvant PD-1 blockade with toripalimab, with or without celecoxib, in mismatch repair-deficient or microsatellite instability-high, locally advanced, colorectal cancer（PICC）：a single-centre,

中国医学临床百家

parallelgroup, non-comparative, randomised, phase 2 trial.Lancet Gastroenterol Hepatol, 2022, 7（1）: 38-48.

48. XIAO B, ZHANG X, CAO T, et al.Neoadjuvant immunotherapy leads to major response and low recurrence in localized mismatch repair-deficient colorectal cancer.J Natl Compr Canc Netw, 2023, 21（1）: 60-66, e5.

49. CHEONG C K, NISTALA K, NG C H, et al.Neoadjuvant therapy in locally advanced colon cancer: a meta-analysis and systematic review.J Gastrointest Oncol, 2020, 11（5）: 847-857.

50. GIUNTA E F, BREGNI G, PRETTA A, et al.Total neoadjuvant therapy for rectal cancer: Making sense of the results from the RAPIDO and PRODIGE 23 trials. Cancer Treat Rev, 2021, 96: 102177.

51. JIN J, TANG Y, HU C, et al.Multicenter, randomized, phase Ⅲ trial of short-term radiotherapy plus chemotherapy versus long-term chemoradiotherapy in locally advanced rectal cancer（STELLAR）.J Clin Oncol, 2022, 40（15）: 1681-1692.

52. BRIDGEWATER J A, PUGH S A, MAISHMAN T, et al.Systemic chemotherapy with or without cetuximab in patients with resectable colorectal liver metastasis（New EPOC）: long-term results of a multicentre, randomised, controlled, phase 3 trial.Lancet Oncol, 2020, 21（3）: 398-411.

出版者后记
Postscript

科学技术文献出版社自 1973 年成立即开始出版医学图书，50 余年来，医学图书的内容和出版形式都发生了很大的变化，这些无一不与医学的发展和进步相关。《中国医学临床百家》从 2016 年策划至今，感谢 700 余位权威专家对每本书、每个细节的精雕细琢，现已出版作品近 300 种。2018 年，丛书全面展开学科总主编制，由各个学科权威专家指导本学科相关出版工作，我们以饱满的热情迎来了《中国医学临床百家》丛书各个分卷的诞生，也期待着《中国医学临床百家》丛书的出版工作更加科学与规范。

近几年，中国的临床医学有了很大的发展，在国际医学领域也开始崭露头角。以首都医科大学附属北京天坛医院牵头的CHANCE 研究成果改写美国脑血管病二级预防指南为标志，中国一批临床专家的科研成果正在走向世界。但是，这些权威临床专家的科研成果多数首先发表在国外期刊上，之后才在国内期刊、会议中展现。如果出版专著，又为多人合著，专家个人的观点和成果精华被稀释。为改变这种零落的展现方式，作为科技部主管、中国科学技术信息研究所主办的中央级综合性科技出版机构，我们有责任为中国的临床医师提供一个系统展示临床研究成果的舞台。为此，我们策划出版了这套高端医学专著——《中国医学临床百家》丛书。

"百家"既指临床各学科的权威专家，也取百家争鸣之义。

丛书中每一本书阐述一种疾病的最新研究成果和专家观点，按年度持续出版，强调医学知识的权威性和时效性，以期细致、连续、全面展示我国临床医学的发展历程。与其他医学专著相比，本丛书具有出版周期短、持续性强、主题突出、内容精练、阅读体验佳等特点。在图书出版的同时，同步通过万方数据库等互联网平台进入全国的医院，让各级临床医师和医学科研人员通过数据库检索到专家观点，并能迅速在临床实践中得以应用。

在与作者沟通过程中，他们对丛书出版的高度认可给了我们坚定的信心。北京协和医院邱贵兴院士说"这个项目是出版界的创新……项目持续开展下去，对促进中国临床学科的发展能起到很大作用"。我们感谢这么多临床专家积极参与本丛书的写作，他们在深夜里的奋笔，感动着我们，鼓舞着我们，这是对本丛书的巨大支持，也是对我们出版工作的肯定，我们由衷地感谢作者的支持与付出！

在传统媒体与新兴媒体相融合的今天，打造好这套在互联网时代出版与传播的高端医学专著，为临床科研成果的快速转化服务，为中国临床医学的创新和临床医师诊疗水平的提升服务，我们一直在努力！

科学技术文献出版社